基礎から学ぶ介護シリーズ
わかりやすい
認知症の医学知識

長谷川和夫 著

中央法規

はじめに

　認知症の人は現在、65歳以上の高齢者の約8.5％とされ、近い将来約400万人に達すると推計されています。高齢社会のこれから、認知症の対策は多くの関心を集めています。

　本書は、介護の専門職や関連領域の方にとって、医療の基本知識についてわかりやすく解説したものです。

　認知症は主に、脳・神経系の疾患のために神経細胞のネットワークに障害が起こり、情報の収集、検索、統合などといった認知機能に支障をきたした状態で、それまで行ってきた生活ができなくなっていきます。本人も家族も、最初は何が起こってきたのか当惑することでしょう。

　片麻痺などがあって杖や車椅子を使わなくてはならない運動障害に比べると、認知症は目に見える状態ではありません。認知症の人は著しいもの忘れのために、何回も同じことを尋ねたりします。場所の見当がつかなくなって道に迷ったり、思っていることを人に伝えることや言葉のやりとりが困難になったりします。そのために家族、同僚、友人などの周囲との絆を失っていくのです。認知症のケアは、認知症の人が失った絆を新しく創ることを目指します。

　そのために、認知症とは何か、どのようにして起こってくるのか、主要な原因疾患、ことにアルツハイマー型認知症の特徴と経過、告知の課題、診断と治療そして予防など、医療の基本知識について概略を記述しています。なお、地域ケアが拡がっていくと家族と接する機会が増えてくることを考えて、"介護する家族への支援"を加えました。

　介護保険制度や関連する種々の仕組みの進展とともに、認知症ケアの専門性が期待されています。ケアを受ける人は、ケアを行う人の考え方や行動によって人生が変わるのです。

　自らの専門性を豊かにするためには知識、技法そして心の3つの要が1つになって、日々のケアや業務の現場で進化していくことが理想です。第一に、知識は力です。本書が認知症ケアに関心をもつ方々、認知症の人や家族を支援する志をもつ地域の皆さまにも座右の書として読まれることを念願する次第です。

2011年2月　著者

目次 CONTENTS

はじめに

I 脳の仕組みの理解 … 001

❶ 脳の働き … 002
❷ 脳・神経系の仕組み … 003
- 神経細胞の役割 … 003
- 大脳の役割 … 004
❸ 神経細胞のネットワーク … 007

II 認知症の進行の理解 … 009

❶ 認知症とは … 010
- 認知機能の役割 … 010
❷ 認知症の特徴 … 013
- 罹患率の増加 … 013
- 認知症の記憶低下の特徴 … 013
- 器質性病変による認知症 … 015

> コラム　軽度認知障害（MCI） … 016
> 　　　　アルツハイマー型認知症は遺伝する？ … 018

III 認知症の検査・診断・告知 … 019

❶ 精神検査（面接）とは … 020
- 面接のポイント … 020

i

目次 CONTENTS

❷ 認知症の精神検査 ……………………………………… 023
- 診断の特徴 …………………………………………… 023
- 精神検査のポイント ………………………………… 023
- 認知症の重症度の評価 ……………………………… 029

❸ 認知症の診断 …………………………………………… 034
- 認知症か否かの診断 ………………………………… 034
- 間違いやすい症状 …………………………………… 036
- 原因疾患の診断 ……………………………………… 037

❹ 長谷川式認知症スケールの使い方と注意点 … 039
- 長谷川式認知症スケールとは ……………………… 039
- 質問の内容と尋ね方 ………………………………… 041
- 長谷川式認知症スケールからみた認知症とうつ病の違い …… 045

❺ 認知症の告知 …………………………………………… 046
- 告知の実際 …………………………………………… 046
- 告知を行う意味 ……………………………………… 046
- 告知する場合の注意点 ……………………………… 047
- 告知のメリットとデメリット ……………………… 048

Ⅳ 原因疾患の理解と中核症状、行動・心理症状 … 049

❶ アルツハイマー型認知症 ……………………………… 050
- アルツハイマー型認知症の発見 …………………… 050
- 発症の仕組み ………………………………………… 050
- 症状と経過 …………………………………………… 051
- 初期の症状 …………………………………………… 053
- 中期から後期の症状 ………………………………… 055
- 終末期の症状 ………………………………………… 056

❷ 中核症状と行動・心理症状 ……………………… 058
　　認知症の症状 …………………………………………… 058
　　中核症状と行動・心理症状の関係 …………………… 059

❸ 中核症状の特徴 …………………………………… 060
　　記憶障害 ………………………………………………… 060
　　見当識障害（失見当） ………………………………… 060
　　思考や判断力の障害 …………………………………… 061
　　そのほかの認知機能の障害 …………………………… 061

❹ 行動・心理症状の特徴 …………………………… 063
　　行動・心理症状の現われ方 …………………………… 063
　　行動・心理症状の要因 ………………………………… 064

> コラム　自宅で暮らす認知症の人の実態 ……………… 066

❺ 行動・心理症状へのかかわり …………………… 068
　　認知症の人の内的体験 ………………………………… 068
　　かかわり方の工夫 ……………………………………… 069

❻ そのほかの原因疾患 ……………………………… 071
　　血管性認知症 …………………………………………… 071
　　レビー小体型認知症 …………………………………… 073
　　前頭側頭型認知症 ……………………………………… 075
　　クロイツフェルト・ヤコブ病 ………………………… 077
　　治療可能な認知症 ……………………………………… 078

> コラム　若年性認知症 …………………………………… 081

目次 CONTENTS

Ⅴ 家族への支援 …… 083

❶ 家族支援の視点 …… 084
- 心の痛みに気を配る …… 084

❷ 家族理解のポイント …… 085
- 認知症のもつ特異性を理解する …… 085
- 受け入れる困難性を知る …… 085
- コミュニケーションの課題の理解 …… 086
- 対応の不適切さの理解 …… 086

❸ 家族の気持ちを知る …… 087
- 移り変わる家族の気持ち …… 087

❹ 家族支援の実際 …… 089
- 医学的知識の提供 …… 089
- 個別的な介護方法の提供 …… 089
- 心理的なストレスの軽減 …… 089
- 家族内の介護協力者との調整 …… 090
- 地域の医療・福祉資源との連携 …… 090

❺ 家族支援の留意点 …… 091
- 問題点を明確にする …… 091
- 介護方法を否定しない …… 091
- 認知症の人のもつ力に目を向ける …… 092
- なじみの環境づくり …… 092
- 介護者の健康管理 …… 092

❻ 行動・心理症状への対応のアドバイス …… 094
- もの盗られ妄想 …… 094
- 徘徊 …… 095
- たそがれ症候群 …… 095

興奮や攻撃的行為	096
性的な行動	096
せん妄	097
介護者への拒否	098

❼ 認知症になってもだいじょうぶな町づくり … 101

| 認知症を知り 地域をつくる | 101 |
| 町づくりの実践例 | 103 |

Ⅵ 認知症の薬物療法と非薬物療法 … 105

❶ 薬物療法の原則 … 106
| 生理機能の変化 | 106 |

❷ 認知症の薬物療法 … 108
| 薬物療法の現在 | 108 |
| アルツハイマー型認知症の薬物療法 | 108 |

❸ 行動・心理症状への薬物療法 … 111
薬物療法の利点と注意点	111
症状に応じた処方例	111
薬物の管理	115

❹ 認知症の非薬物療法 … 116
非薬物療法の基本姿勢	116
非薬物療法の分類	117
認知リハビリテーション	117
回想法	119
音楽療法	120
バリデーション	121
作業活動療法	122

目次 CONTENTS

VII 認知症の予防 ……………………… 125

❶ 予防の原則 …………………… 126
- 危険因子を明らかにする ……………… 126
- 血管性認知症の危険因子 ……………… 126
- アルツハイマー型認知症の危険因子 …… 126
- コラム　危険因子とは？ ……………… 128

❷ 予防策 ………………………… 129
- 生活習慣病の治療と予防 ……………… 129
- 適度な運動習慣 ………………………… 129
- 食生活の改善 …………………………… 129
- 頭を働かせる習慣 ……………………… 130
- 認知的予備力を高める ………………… 131

❸ ポピュレーション・アプローチ …… 134
- ポピュレーション・アプローチの重要性 … 134

索引 …………………………………… 137

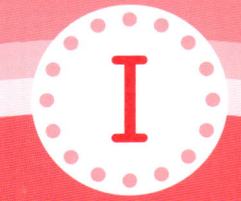

脳の仕組みの理解

認知症は脳の障害による疾患です。これを理解しないと、「あの人は頭がおかしい」という決めつけになり、介護の質の向上も見込めません。

まずは脳の仕組みを理解し、適切なケアの土台を養いましょう。

1 脳の働き

　私たちが毎日の暮らしのなかでなにげなく行っていることは、すべて脳・神経系が担当しています。外からのさまざまな情報や自分の身体の中から起こる状態を含めて、すべてをコントロールし、情報を発信したり調整をとりながら、滞りなく私たちの活動をすすめています。一種の情報処理をしている司令塔が脳・神経系といってよいでしょう。

　例えば朝、眠りから覚めてベッドから起き上がることも、筋肉の動きを支配する脳・神経系の働きです。朝食の仕度をしながら家族と話をしたり、テレビの天気予報を見ながらコーヒーを飲むなど、同時に異なる種類の動作ができるのも、脳・神経系の働きです。

　また、電車に乗って目的の駅で間違いなく降りて、道順を正しく判断して決められた時間に間に合うように目的地に着く。そして仲間と相談しながらパソコンに向かって仕事をこなす……。これらはすべて、脳・神経系の働きです。

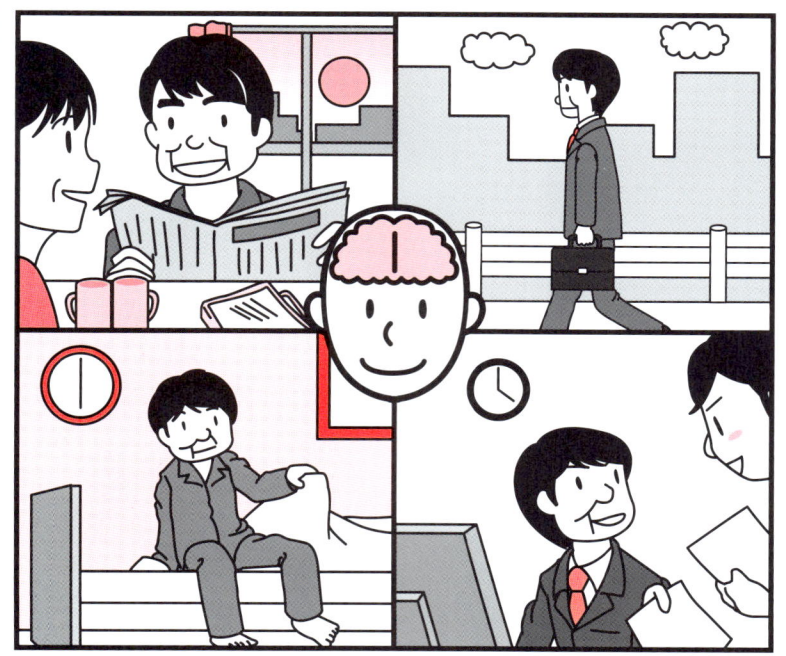

2 脳・神経系の仕組み

神経細胞の役割

　人の脳・神経系は大脳と小脳、脳幹（中脳、橋、延髄）から構成されています（図1-1）。**大脳**は視覚、聴覚などの感覚をつかさどり、言語活動（言葉のやりとり）や思考、理解、判断および創造などの知性を生み出す働きをしています。**小脳**は運動をコントロールし、**脳幹**は意識や呼吸、体温調節等、生命の維持に必要な機能を担っています。

　脳・神経系を構成しているのは**神経細胞**です。神経細胞には、情報や信号を受けるアンテナの役目をしている**樹状突起**があります。神経細胞には**軸索**と呼ばれる長い神経線維があり、次の神経細胞に情報を伝える役目をしています（図1-2）。

　神経細胞と神経細胞の間には**シナプス**という接続があり、**神経伝達物質**（ニューロトランスミッター）という特殊な化学物質が介在して信号を伝えます。次の神経細胞には神経伝達物質に合う受容体（レセプター）があり、その信号を受け取ることになります。

　認知症に関係する神経伝達物質には、記憶にかかわる**アセチルコリン**があります。アルツハイマー型認知症では、初期の頃からこのアセチルコリン系の神経細胞が障害されます。そこで、アセ

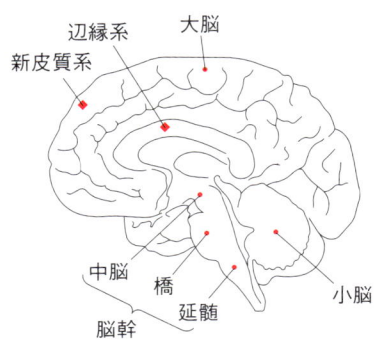

図1-1　脳・神経系の仕組み

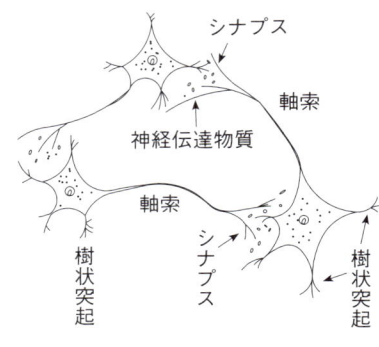

図1-2　神経細胞の仕組み

チルコリン分解酵素の働きを抑制する作用をもつ薬物であるドネペジル塩酸塩（一般名。商品名はアリセプト。以下、表記は「一般名」（「商品名」））が日本で開発されました。これまで、適応薬としては唯一のものでしたが、最近ガランタミン臭化水素酸塩（レミニール）、メマンチン塩酸塩（メマリー）、そして貼り薬リバスチグミン（イクセロン／リバスタッチ）が適応の承認を受けて使用が可能になりました。

大脳の役割

　大脳は脳の最も大きな部分を占めます。左右対称の形をしていて、左側は**左半球**と呼ばれ、言語、計算などの論理的な思考をつかさどり、右側は**右半球**と呼ばれ、芸術や情緒など感覚的な機能をつかさどります。左右の半球は、**脳梁**と呼ばれる神経線維の太い束で連絡されています。

　大脳は**前頭葉、頭頂葉、側頭葉、後頭葉**という4つの脳葉に区別され、それぞれが独自の機能をもっています（図1－3）。前述の神経細胞は、大脳の表面に分布していて**灰白質**といわれます。神経線維は灰白質に囲まれ、**白質**と呼ばれます。

　このように、神経細胞のネットワークは脳の部位によって分業され、統合されて機能を果しているのです。例として、認知機能の1つである言葉のやりとりという情報処理をみてみましょう（図1－4）。

❶耳から聴きとった情報は、側頭葉の後部にある言語中枢2（**感覚性言語中枢**）に達し、側頭葉海馬に蓄積されている知識や情報と照合されます。

❷前頭葉の統合判断を経て、前頭葉後部の言語中枢1（**運動性言語中枢**）に達して、話すという動作になります。

　こうした情報の分析、処理そして発信という一連の情報処理が瞬時に行われることになります。

　言語中枢2が障害を受けると、言葉を聞いても理解できず、外国語を聞いているような状態になります。言語中枢1が障害され

I 脳の仕組みの理解

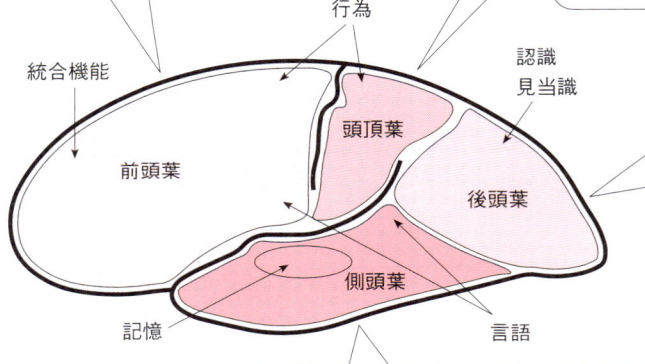

前頭葉
額のすぐ後ろにある前頭葉は、4つの脳葉のなかで最も大きく、思考、意志、決断、予測、創造など高度の認知機能をつかさどっています。前頭葉が障害を受けると、思考力や判断力が失われ、計画を立てて遂行したり状況の変化に対応することが困難になります。また、前頭葉の後部のネットワークは言葉を発信する役目をもっています。前頭葉と頭頂葉の間にある中心溝を境にして、前にあるのが**運動領野**、後ろにあるのが**知覚領野**です。

頭頂葉
大脳の後部寄りにあり、視覚や聴覚、触覚で受けた情報を集めて統合する感覚の中枢です。道具を使ったり洋服を着るなどの作業や操作の機能も担当しています。頭頂葉が障害を受けると、料理をつくったり着衣ができなくなります。また、目は見えているのに字が読めなかったり、手に運動障害はないのに字が書けなくなることがあります。

後頭葉
大脳の後部にある、視覚の中枢です。目で見たものは何かを認識する働きがあります。後頭葉が障害を受けると、ほかの視覚器官が正常でも、盲目になってしまいます。

側頭葉
こめかみ近くにあります。記憶は側頭葉の内側面にある**海馬**が担当していますが、海馬が障害を受けると、もの忘れがひどくなり、少し前に体験した出来事をすっかり忘れてしまいます。また、左の側頭葉の後部には感覚性の言語中枢があります。

図1-3　大脳の4つの脳葉と役割

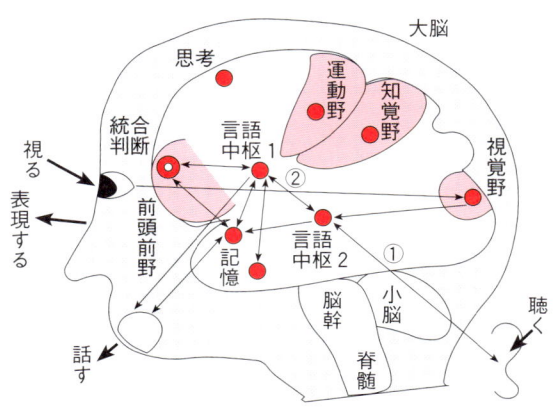

図1-4　言葉のやりとりからみた情報処理のネットワーク

ると、「何と言ってよいのかがわからない」など言葉が出てきません。これを**失語症**といいます。

　また、記憶の中枢である海馬が障害を受けると、一連の情報処理ができないため、質問に対して正しい答えを発信することができなくなります。

3 神経細胞のネットワーク

　神経細胞のネットワークに障害を受けると、障害を受けた部位に相当した症状となって現われますが、障害の原因を起こす疾病によっては多様な症状となります。

　例えば交通事故に遭い、広範囲にわたってネットワークが損傷を受けた場合には、外傷後遺症による認知症を起こします。

　脳梗塞や脳出血など脳血管障害の場合、神経細胞のネットワークには血液から十分な酸素と栄養が供給されないため、運動麻痺や言葉のもつれとともに、後遺症として認知障害が現われます。そのため、適切な治療や早期のリハビリテーションが必要です。

　アルツハイマー型認知症は、**アミロイドたんぱく**という物質が徐々に脳に蓄積され、神経細胞のネットワークを壊していきます。側頭葉の海馬から始まるため、最初にもの忘れが現われるのが特徴です。

　画像診断等が進歩し、現在では脳のどの部分にどのような病変がどの程度起こっているのかが明らかになります。とはいうものの、脳には未知の部分が大きいとされています。こうした学問を脳科学といいますが、今後のさらなる進歩が期待されます。

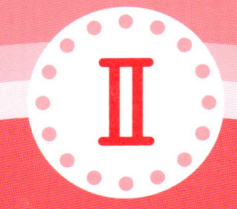

認知症の進行の理解

認知症の原因疾患の主要なものは進行性の経過をとるために、多様な認知機能の障害を示します。
進行性であるという理解と必要な知識があれば、その進行を緩やかにすることも可能です。

1 認知症とは

認知機能の役割

　長寿社会の現代、認知症は65歳以上人口のおよそ8.5％に現われるといわれるほど、ありふれた病気となりました。以下、身近に起こり得る事例をあげます。

　Aさんのご主人は62歳の会社員です。1年ほど前のことです。出勤する朝、ご主人が「今日は何日だっけ？」とAさんに尋ねてきました。Aさんは「8月15日よ」と答えましたが、ものの3分も経たないうちに、何回も繰り返し尋ねるため、Aさんは奇妙に思いました。
　それから間もなく、ご主人は会社でもミスが多くなりました。顧客から頼まれた仕事をすぐに忘れてしまうので、会社にクレームがきて問題になっていました。
　さらにある日、ご主人は会社からの帰り道の途中で迷ってしまい、いつもより5時間も遅く、真夜中近くにタクシーで帰ってきました。

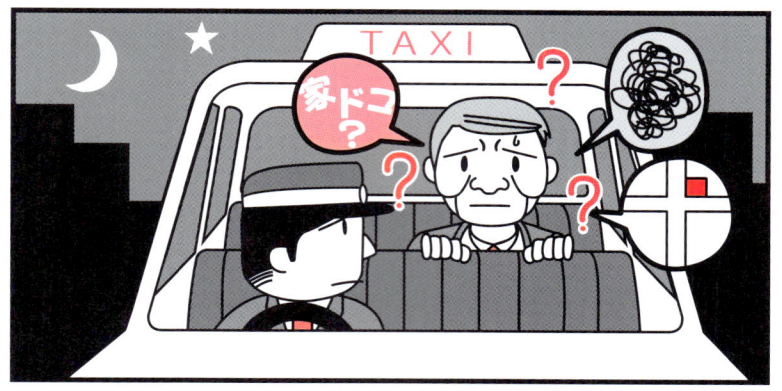

　Bさんの奥さんは78歳の主婦です。2年前からもの忘れがひどくなり、今では言われたことはすぐに忘れてしまいます。Bさん

Ⅱ 認知症の進行の理解

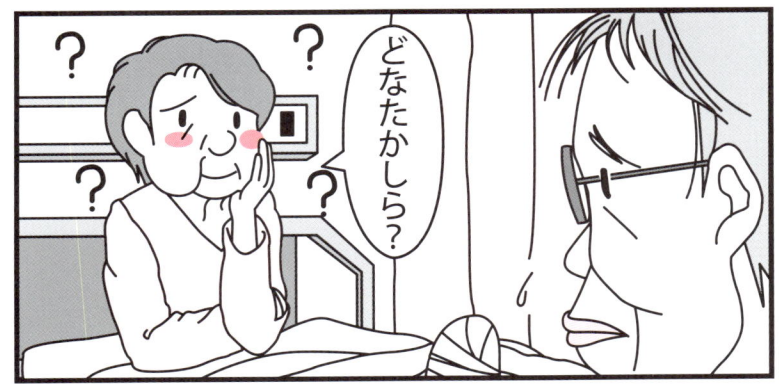

が一番困っているのは、奥さんが財布をしまった場所を忘れてしまい「盗まれた」と勘違いしてBさんや嫁を責めることです。

最近、浴室で転倒して下肢を骨折したため、1か月ほど入院して治療を受けました。このことをきっかけに症状は悪化し、夫の顔も識別できなくなったのです。

認知症とは、成人になってから起こる認知機能の障害です。認知機能の障害が先天性、もしくは発育期にみられた場合は知的障害といわれます。

私たちは毎日多くの情報を受け取り、過去の記憶や蓄積された知識と照合しながら、あれかこれかの選択、あるいはイエスかノーかの判断をしていきます。これには記憶や知識、言語（言葉のやりとり）、理解、見当識（時間や場所について正しく認識すること）思考、計算、注意力などの精神機能がかかわり、これらは認知機能といわれるものです。情報を集めて分析・判断する機能といってもよいでしょう。

例えば、冷蔵庫を買い換える場面を想像してみてください。値段や大きさ、容量のほか、現在家にある冷蔵庫と比べてどういう新しい機能があるかなどを検討します。

また「家族が増えて冷凍食品も多くなったので、冷凍庫の大きいのがいい」など、自分たちの必要に応じて考えます。そしてカタログを調べたり、業者や友人などに問い合わせて情報をまとめ上げ「これにしよう」と判断します。この冷蔵庫を買い換える行

動には、集めた情報を記憶する能力、費用を計算する能力、比較・判断する能力が必要です。もちろん、言葉のやりとりや読み書きの能力も必要です。買い物をするという行動にも、多くの認知能力を駆使する必要があります。

Ⅱ 認知症の進行の理解

2 認知症の特徴

罹患率の増加

　認知症は、高齢になるに従って出現率が増加します。これは、加齢により認知症の原因疾患にかかりやすくなるためです。

　図2−1は、65歳以上の高齢者について、5年ごとに認知症の有病率を示したものです。65〜69歳では1.5％ですが、70〜74歳では3.6％、85歳以上になると27.3％と増加しています。

　65〜74歳の老年初期では認知症の人は1〜3％であったのが、75〜84歳では10％前後となり、85歳以上では4人に1人が認知症ということになります。認知症の有病率は、加齢に従って対数近似曲線状に増加し、これは日本に限らず欧米でも共通してみられる特徴です。

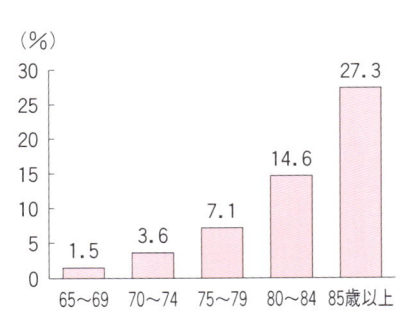

図2−1　認知症を有する高齢者の割合※

※出典：「老人保健福祉計画策定に当たっての痴呆老人の把握方法等について」平成4年2月老計第29号・老健14号

認知症の記憶低下の特徴

　高齢者に起こる認知症では記憶低下、つまりもの忘れが初期に現われます。このため、加齢による〝もの忘れ〟と考えられ、初期の発見が遅れることがあります。そこで、認知症の記憶低下の特徴についてみていきましょう（図2−2、表2−1）。

①体験や出来事全体を忘れる

　健常者のもの忘れの場合、出来事の一部分を忘れますが、認知症の人のもの忘れは、自分の体験したことや出来事のすべてを忘れます（**エピソード記憶の障害**）。例えば、昼食を数人の友人ととっ

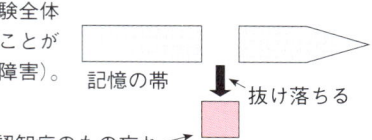

健常者は、体験の一部のみを忘れるので、体験のほかの記憶から、もの忘れした部分を思い出すことができる。

認知症のもの忘れは、体験全体を忘れるので、思い出すことが困難（エピソード記憶の障害）。

出典：長谷川和夫『認知症の知りたいことガイドブック——最新医療＆やさしい介護のコツ』中央法規出版、85頁、2006年

図2-2　通常のもの忘れと認知症のもの忘れの違い

表2-1　もの忘れの特徴

	通常のもの忘れ	認知症のもの忘れ
体験	一部を忘れる	全体を忘れる
認知機能	正常	障害あり
日常の生活	支障なし	支障をきたす

た直後、ある友人の名前をどうしても思い出せないというのが健常者のもの忘れです。ところが認知症の人は、昼食をとったこと自体をすっかり忘れてしまいます。

また、現在の体験は常に過去からの延長線上にあって未来へと続きますが、認知症の人の体験はすぐにすっかり忘れ去られるので、過去から現在、未来へと続く線の体験が少なくなり、そのときそのときの「現在」という〝点〟があることになります。線ではなく不連続な点になることで、不安な気分を招きやすく、日常生活にも支障をきたすことになります。

②認知障害に進行する

健常者のもの忘れは、もの忘れがひどくなったといっても、その頻度が増えるだけです。いつももの忘れにとどまり、判断力の低下などに進行することはありません。

ところが認知症のもの忘れでは、もの忘れが記憶障害にとどまらず、簡単な暗算ができなくなったり、判断力が失われたり、自分のいる場所がわからなくなる（**失見当**）など、認知機能のさま

ざまな障害に進行していきます。

③無自覚

健常者のもの忘れでは、自分のもの忘れに気づいて自覚しているのが特徴です。反対に認知症の場合、自分のもの忘れに気づかず、自覚することが困難になる、あるいは病識をもつことが難しくなります。

器質性病変による認知症

多くの場合、認知症は脳・神経細胞が形態学的な（目で見える）障害を受けたときに起こります。神経細胞やネットワークは、情報処理機能を維持して私たちの行動や思考判断などをコントロールし、日々の暮らしを支えています。担当している神経細胞が外傷や感染症、血管障害、萎縮などにより、機能だけではなく構造や形態が損なわれて欠損状態になるのが脳の**器質性病変**です。

器質性病変のために急に起こる脳外傷などを除くと、認知症の症状は一過性ではなく、慢性の経過をたどります。一昨日から始まったということではなく、少なくとも6か月以上の経過をたどっています。

ただし、認知症の程度と器質性病変の広がりは、必ずしも並行しない場合もあります。器質性病変による認知症は、神経組織の欠損による脱落症状のほか、随伴する多様な機能障害のために修飾され、拡大している場合があります。その経過をみてみると、この機能性が快復することがあるのです。これが「認知症は治る場合もある」という考え方のもととなっています。

Column 軽度認知障害（MCI）

加齢による「もの忘れ」の例外

　誰でも年齢を重ねると「もの忘れ」が多くなり、新しいことを学習する能力や判断力が鈍りがちです。その頻度や度合いは、高齢になると少しずつ進むことがわかっています。

　こうした記憶の障害を、カナダの精神科医クラーク博士は"**良性健忘**"と名づけ、認知症を"**悪性健忘**"として区別しました。

　このように、年齢相応に記憶力やそのほかの知的能力は落ちていきますが、最近ではその落ち方が正常の範囲を超えている場合があることがわかってきました。従来「年のせい」と見逃されてきた高齢者の知能の落ち方を追跡調査した結果、新しい事実がわかってきたのです。

　2001年、米国メイヨークリニックのピーターソンらは、正常老化と認知症の間に、認知症に進む境界領域があることを提唱し、これを**軽度認知障害**（Mild Cognitive Impairment）とし、その頭文字をとってMCIと名づけました。

認知症への移行

　認知症とは正常的な老化の状態から突然発症するのではなく、図2-3に示すように、いつともなく正常的な老化から外れて進行します。MCIの時期は、もの忘れや理解力の低下があっても、日常生活は普通に営むことができます。そのため、周りの人も「年のせい」と考えて、あまり気にかけないことが多いのです。

　前述のピーターソンらは、MCIを発見するため、次のような診断基準を提唱しています。

❶もの忘れがひどいという自

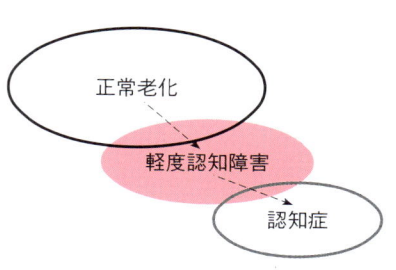

出典：須見佑一『ぼけの予防』岩波書店、57頁、2005年

図2-3　老化から認知症への流れ

覚症状があり、他人からも指摘される
❷そのもの忘れが年齢相応とはかけ離れている
❸そのほかの知的障害は少ない
❹日常生活は普通に過ごしている
❺認知症にはなっていない

　65歳以上の高齢者のなかには、MCIの人がおよそ3〜10％存在するといわれています。正常的な老化とみなされている人のなかで認知症に移行する割合は年間約2％ほどですが、MCIとされる人たちのなかから認知症に移行する割合は年間約10％と考えられています。さらに5年後には、約50％が認知症に移行するという報告もあります。

　MCIは特に、アルツハイマー型認知症で顕著にみられます。治療薬やワクチン療法は、MCIの状態から始めることで効果を上げるといわれ、早期から予防を始めることが勧められていることからも、今後はMCIのさらに正確な評価法や診断手段の開発が期待されます。

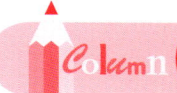 ## アルツハイマー型認知症は遺伝する?

　アルツハイマー型認知症には、遺伝性の**家族性アルツハイマー型認知症**があります。通常みられる孤発性のものと比べると頻度は少なく、わずか5％にすぎません。

　家族性アルツハイマー型認知症には、発症にかかわる3つの遺伝子があります。プレセニリン1、プレセニリン2、およびアミロイド前駆体たんぱく遺伝子の異常によるものです。これら遺伝子の塩基配列の変異によりβアミロイド沈着をきたすことで発症するとされています。

　もう1つの遺伝子として、アポリポたんぱくE遺伝子があります。これは遺伝子多型といわれ、ある疾患を必ず発症するわけではありませんが、その罹患率を上げるものです。アルツハイマー型認知症でも、アポリポたんぱくE遺伝子には$\varepsilon 2$、$\varepsilon 3$、$\varepsilon 4$の3個の多型があり、$\varepsilon 4$多型は発病を促進する作用と発病時期を早める作用をもっています。なお、$\varepsilon 4$多型をもっている人は必ずアルツハイマー型認知症を発症するわけではありません。

　アルツハイマー型認知症は老年期に発症するものが圧倒的に多く、遺伝要因に加えてさまざまな危険因子、環境などが複合して発病すると考えられています。

　親族が65歳以上でアルツハイマー型認知症になったのであれば、あまり心配する必要はありません。自分がその病気になる可能性は、他人よりもやや高くなるだけです。

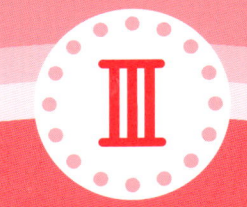

認知症の検査・診断・告知

ほかの疾患と同じく、認知症も検査、診断、告知という過程を経なければ適切な対応ができません。
この過程を理解することで、適切なかかわりへとつなげます。

1 精神検査（面接）とは

面接のポイント

　医療や介護にかかわる専門職にとって、利用者との**面接**は日常的な事柄でしょう。しかし、利用者やその家族にとっては診察や相談に来ることは特別なことです。これからどんな話になるのだろうか、自分たちの相談はかなえてもらえるのだろうかなど、不安や緊張に満ちていると思います。

　認知症の人は、言葉のやりとりや記憶力の低下、理解力の欠如などのため、面接にあたっては個別的な工夫や面接者の感性が問われることになります。

①不安感を取り除く

　認知症の人は、著しい記憶低下などのため、自分はこれでいいのか、もっと大切なことがあったのではないか、これからどうなるのかなど「今、ここに」不安を抱いています。そのため防衛的、拒否的になることが多いのです。

　自分の意思で来たのでなく、家族に連れられて無理に来訪している場合には、面接にあたる人はできるだけの工夫をして、その人に安心してもらえる対応を試みることです。「大丈夫ですよ」といった簡単なメッセージが、にこやかな微笑とやさしいまなざしで伝えられるだけでも、認知症の人にとっては大きな支えになるでしょう。

②高齢者のペースに合わせる

　高齢になると、身のこなしや反応、言葉のやりとり、思考のスピードなど、若い頃に比べると一般に遅くなる傾向があります。特に認知症の人の場合はゆっくりです。そこで面接にあたっては、十分に時間をかけることが必要となります。

面接者自身のペースで進めようとすると、正しく理解されずにうまく進まないことが起こります。会話をする場面だけではなく、介助の場面でも、ゆっくりと高齢者のペースに合わせていくことが大切です。

③適切な距離感を保つ

面接を始めるにあたっては、最も効果的な距離を面接者が選ぶことが大切です。会話をする場合は、少なくとも1m以内に近寄り、高齢者に話しかけます。テーブルやベッドなどを隔てて話したり、高齢者がほかのことに心を奪われているときに話しかけても、効果的ではありません。

高齢者のなかには聴力が低下している人がいます。この場合、どちらの耳が聞こえやすいのかを調べてから、聞き取りやすい側に面接者が座るように配慮します。

相手がテレビ画面に向かい、声をかけても振り向こうとしないときは、物理的には近い距離でも心理的に遠い距離にいることになります。

④情報の適切な与え方を工夫する

高齢者によっては、記銘力や判断力の低下のため、あるいは注意を長く保持することが困難なために、多くの情報を一度に指示しても処理できない場合があります。ですから、できるだけ簡単な指示に分けることが必要です。

また、質問の意味を十分に理解せずに答えることがあるため、十分な理解が得られているかどうかを確かめることも大切です。口頭で伝えるだけでなく、場合によっては紙に必要な事項を書いて渡すこともよいでしょう。薬の服用の仕方や、次回の面接の日時などを紙に書いて渡すことも大切です。

⑤非言語的な情報伝達を使う

面接では、単に言語による情報伝達だけでなく、非言語的な情報伝達（non-verbal communication）を適切に混ぜるようにしま

す。肩に手を置いたり、手を柔らかく握るといった身体的接触を介して面接を進めることも、高齢者との交流を促進させる意味で有効です。

若年性認知症の当事者であるクリスティーン・ブライデンさんは、「目を見て話してください」と述べています。言語機能が未発達の乳幼児は、大人の目を瞬きもせずジーッと見つめて親たちの言うことを聞くように、言語によるやりとりが不自由な認知症の人も、目を見つめ・見つめられることによって、情報のやりとりを補っているのです。

⑥感情の交流を大切に

認知症の人の面接では「感情の交流を大切にする」ことが重要です。感情の働きは、認知症の末期まで保持されています。

認知症の人は面接中、つじつまの合わないことを言ったり、間違った行動を示すことがあります。その場合、それを受け入れてみることです。理詰めでの説得は認知症の人にとって苦手なものです。むしろ、本人のしたいことの理由を察し、本人のフィーリングや感情を受け入れるゆとりを示してみることです。難しいことですが、ゆったりした穏やかな気分、明るい気分で接してみましょう。

2 認知症の精神検査

診断の特徴

　認知症の**精神検査**は、面接の注意点をもとに進めていく、認知症診断の要となる重要なものです。ですから、医療職だけでなく、介護職にも参考になる点があるでしょう。

　多くの場合、介護している家族が認知症の疑いをもってその人を連れてきます。これは、毎日の生活に支障をきたしていることによるため、認知症の診断はそれほど難しくはないともいえます。

　診断のポイントは、本人の「もの忘れ」についての自覚と、家族から見た状態との間に著しいギャップがあることです。例えば、当事者は「もの忘れはもちろんありますよ。しかし、これくらいは年のせいですよ」と言っているのに対して、家族は困り果てて深刻な様子といった具合です。

　認知症の人の診察にあたっては、和やかな温かい態度で接することが第一です。認知機能に障害があっても、心の働きは健常者と変わりません。むしろ感情の働きは、認知障害を補うかのように敏感かもしれません。診察に対して拒否的な態度をとることがあっても、受け入れる柔軟な対応をしましょう。自分の障害に自覚をもち、悲観的で落ち込んでいるうつ状態の人には、温かい気配りが何よりも大切です。

精神検査のポイント

①意識の状態

　高齢者は循環障害、代謝障害、感染症、睡眠薬や向精神薬の過剰投与などによって、意識水準の低下や意識障害を起こしやすいのです。この場合、問いかけでもはっきりした応答が得られなかっ

たり、外界との交流がうまくできません。1日のうちでも症状が変動しやすいのが特徴です。

意識障害の有無をみるためには、呼吸、脈拍、体温、血圧、顔面・手指のチアノーゼ、皮膚の色、失禁、痙攣(けいれん)の有無などを検討します。

②言語の表出

自発的な言語の表出があるか、応答は適切であるかをみます。言語に直接関係する運動系の障害によっては、言語の表出に障害が現われます。失語症の場合には、特有な錯語となって表出されます。感情の伴わない単調な話し方は、うつ状態や認知症の高齢者にみられます。

認知症の初期には、適当な言葉を思い出せなかったり、まとまった言語の表出ができないこともあります。また、同一の言葉を繰り返す**保続症**（perseveration）や、記憶の欠損を補うかのように**作話**（confabulation）を示すことがあります。

③感情の表出

顔の表情や筋の緊張の具合、全体的な態度によって、そのときの感情表出を推定します。

当事者に問いかけて気分の状態を尋ねるときは、質問が誘導的になりやすいので注意します。「そのとき、どんな気持ちでしたか」「今の気分はどうですか」といった質問が望ましいです。「そのときは悲しかったですか」「ゆううつですか」といった単純な否定、あるいは肯定で答えられる質問は避けたほうが、当事者自身の素直な気持ちを聞くことができます。

認知症の人には、いわゆる**感情失禁**の状態が現われることがあります。何か話そうとするとポロポロと涙を流したり、おかしくもないのに笑ってしまうのです。これは、血管性認知症の人に多くみられます。

Ⅲ 認知症の検査・診断・告知

④記憶能力の状態

記憶の低下には、**短期記憶障害**（数時間から数日までの記憶障害）と**長期記憶障害**（数か月以前の記憶障害）があります。

（1）短期記憶障害の検査

検査1 3つの物品をあげて記憶してもらう。そして5分後に想起してもらう

［質問例］

「今から3つの言葉を言います。『シャツ、赤、正直』。これを言ってみてください。そして覚えておいてください。5分ほど経過したらまた尋ねますので、思い出してください」

5分ほど血圧を測ったりほかの質問をしたあとで、想起してもらいます。

検査2 5つの物品テスト

［質問例］

たばこ、鍵、はさみ、時計、鉛筆の名前を1つずつ言いながら並べてみせます。次にそれらを隠し、何があったのか尋ねます。

（2）長期記憶障害の検査

検査 出生地、出身校、職業、家族のこと、電話番号、昨日の出来事などを聞く

［質問例］

「あなたが生まれた場所はどこですか？」「ご自宅の電話番号を言ってください」

⑤見当識障害（失見当）

検査1 時についての見当識

［質問例］

「今日は何年何月何日ですか？」「今は何時頃でしょうか？」

検査2 場所についての見当識

［質問例］

「ここはどこかおわかりになりますか？」「ここは何をする場所でしょうか？」

検査3　人物についての見当識

［質問例］

　付き添っている家族のほうを指して「この人はどなたですか？」と尋ねてみます。

❻認知機能の障害

（1）抽象思考の障害

検査1　単語の意味を尋ねる

［質問例］

「『修繕』とは、壊れたものを直すという意味です。それでは『妨害』とはどういう意味ですか？」

検査2　関連語の類似点と相違点を尋ねる

［質問例］

「今から2つのものの名前を言いますが、共通している点と違っている点を言ってみてください。例えば、バナナとみかんの共通点は果物であることです。違っている点は、バナナは細長い形で、みかんは丸いですね。それでは、犬とライオンとはどんなところが共通していますか？　また、違っている点はどんなところでしょうか？」

検査3　ことわざの解釈

［質問例］

「『猿も木から落ちる』とは、どういう意味でしょうか？」

　抽象思考の障害をもつ人は「猿が木から落ちてしまった」と繰り返すだけで、ことわざの背景にある「油断をしないこと」といった教訓を引き出せません。

（2）判断力の障害

　判断力の低下の有無を知るためには、次のような問いかけをします。

検査1

［質問例］

「消印のない新しい切手の貼ってある封筒が道路に落ちていました。どうしますか？」

［正解例］
「拾ってポストに入れます」

検査2

［質問例］
「もしあなたの家が火事で燃えているのを発見したら、どうしますか？」

［正解例］
「消防署（119番）に電話をかけます」「家族に知らせます」「水で消します」など。

（3）高次脳機能障害の検査

高次脳機能障害には次のような症状があるため、それを確かめるような検査を行います。

失語
❶流暢に話すことができない。
❷こちらの指示を理解しない。
❸物品や色の名を言えない。
❹自発語が意味をなさない。

［質問例］
「目を閉じてください」「口を開けてください」「舌を出してください」

失行
❶指示にしたがって動作をすることができない。

［質問例］
「歯ブラシで歯を磨くふりをしてみてください」

❷指示された一連の行為を遂行できない。

［質問例］
「便箋を折りたたんで封筒に入れ、封をしてみてください」

失認
❶親しい人物を識別できない。
❷図形の模写で半側が省略される。

アルツハイマー型認知症の利用者（78歳）にみられた視空間認知障害の例です。左の図形の模写を求めたところ、右の図形を描きました。三次元の立方体がまったく描けないのが特徴です。

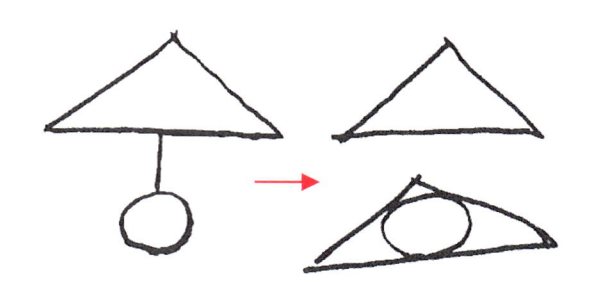

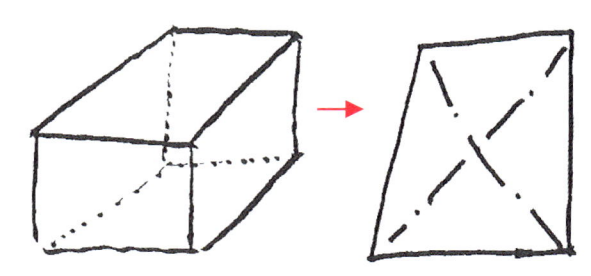

図3-1　視空間認知能力のテスト

❸よく知っている場所が認知できず、道に迷う。
［視空間認知障害］
①幾何図形（立方体など）や有意味図形（人形、時計など）の模写ができません（図3-1）。
②時計描画テスト（CDT：Clock Drawing Test）が用いられます。

　時計描画テストとは文字どおり、普通の丸時計の絵を描いてもらう検査です。視空間認知だけでなく、作業記憶（時計を描くという課題を絶えず覚えている）の状態も把握できる簡易テストです。

　A4サイズの白紙を当事者の前に置き、「この紙の上に、紙の大きさに見合った大きさの丸時計を描いてください。数字も全部書いて、10時10分になるように描いてください」と指示します。特にアルツハイマー型認知症では、視空間認知能力が早期から低下するといわれています。

認知症の精神検査の際、本人や家族の了解を得て長谷川式認知症スケール（39頁）を施行するのは、認知症の経過をみるうえでも有効です。

スケールの得点が高いにもかかわらず、家族の情報と整合しない場合、「新聞やテレビで現在、どんなことが話題になっていますか？」と尋ねてみます。すると「テレビを1日中観ている」という認知症の人が「あまり大したニュースはありません」など、現実にそぐわない返答をすることがあります。これは、記憶力の低下や社会的関心の乏しさに関連しています。

認知症の重症度の評価

本人の日常生活上の行動を観察することで、認知症の重症度の評価を行います。本人に直接負担をかけずに評価できるという利点があります。聴覚や視覚などの知覚障害があったり、テストに協力できない状態でも評価できます。

多くは同居している家族や介護者から情報を得ることになるため、情報の提供者がどれだけ本人の状態を知っているかが鍵になります。

Clinical Dementia Rating（CDR）

本人との面接および家族や介護者からの情報をもとに「記憶」「見当識」「判断力と問題解決」「社会適応」「家庭状況および趣味」「介護状況」の6項目について、「健康」から「重度認知症」まで5段階で評価します。6項目の判定レベルが一致しない場合には、記憶の項目に重点をおいて重症度を判定します（表3−1）。

Functional Assessment Staging of Alzheimer's Disease（FAST）

1986年にライスバーグらが作成したアルツハイマー型認知症の評価尺度です。認知症の有無や重症度を、現在の状態像や経過をもとに評価するのが特徴です（表3−2）。

重症度は、正常（stage 1 と stage 2）から極めて高度（stage 7）

までの7段階に分けられています。段階ごとに詳細な説明がつけられています。ほかの評価尺度に比べると、重症の段階（特にstage 6 とstage 7 ）がより細分化されているのが特徴です。最近は、認知症の人の終末期が課題となり、FASTが使われることが多くなりました。

表3－1　CDR

	健康 CDR 0	認知症の疑い CDR 0.5	軽度認知症 CDR 1	中等度認知症 CDR 2	重度認知症 CDR 3
記憶	記憶障害なし、時に若干のもの忘れ	一貫した軽いもの忘れ 出来事を部分的に思い出す良性健忘	中等度記憶障害、特に最近の出来事に対するもの 日常活動に支障	重度記憶障害 高度に学習した記憶は保持 新しいものはすぐに忘れる	重度記憶障害 断片的記憶のみ残る
見当識	見当識障害なし		時間に対しての障害あり 検査では、場所、人物の失見当なし しかし時に地理的失見当あり	常時時間の失見当 たまに場所の失見当	人物への見当識のみ残る
判断力と問題解決	適切な判断力、問題解決	問題解決能力の障害が疑われる	複雑な問題解決に関する中等度の障害 社会的判断力は保持	重度の問題解決能力の障害 社会的判断力の障害	判断不能 問題解決不能
社会適応	仕事、買い物、ビジネス、金銭の取り扱い、ボランティアや社会的グループで、普通の自立した機能	左記の活動の軽度の障害、もしくはその疑い	左記の活動のいくつかにかかわっていても、自立した機能が果たせない	家庭外（一般社会）では独立した機能は果たせない	
家庭状況および趣味	家での生活、趣味、知的関心が保持されている	同左、もしくは若干の障害	軽度の家庭生活の障害 複雑な家事は障害 高度の趣味・関心の喪失	単純な家事のみ、限定された関心	家庭内不適応
介護状況	セルフケアは完全		時々激励が必要	着衣、衛生管理など身の回りのことに介助が必要	日常生活に十分な介護を要するしばしば失禁

出典：Hughes, C. P., et al., 'A new clinical scale for the staging of dementia'. *The British Journal of Psychiatry*, The Royal College of Psychiatrists, 140（6）, pp.566-572, 1982.

Ⅲ 認知症の検査・診断・告知

表3−2　FAST

Global Deterioration Scale stage	臨床診断	FASTにおける特徴	臨床的特徴
1. 認知機能の障害なし	正常	主観的および客観的機能低下は認められない	5〜10年前と比較して職業あるいは社会生活上、主観的および客観的にも変化はまったく認められず支障をきたすこともない。
2. 非常に軽度の認知機能の低下	年齢相応	物の置き忘れを訴える。換語困難	名前や物の場所、約束を忘れたりすることは年齢相応の変化で最も一般的なものであるが、これらの主観的な変化は親しい友人や同僚にも通常は気がつかれない。主観的にこれらの訴えがあっても、複雑な仕事を遂行したり、込み入った社会生活に適応していくうえで支障はない。 これらの主観的な症状は高齢者では一般的なものであるが、受診の契機になることがあり、一次性の感情障害による場合もある。このような障害による症状は注意深く検索されるべきである。多くの場合正常な老化以外の状態は認められない。
3. 軽度の認知機能低下	境界状態	熟練を要する仕事の場面では機能低下が同僚によって認められる。新しい場所に旅行することは困難	重要な約束を忘れてしまうこともある。それまでは多数の論文を書きこなしていた人がたった1つの論文でさえ書きあげることができない。初めての土地への旅行のような複雑な作業を遂行する場合には機能低下が明らかになる。 この時期では買い物や家計の管理あるいはよく知っている場所への旅行などいつも日常行っている作業をするうえでは支障はない。このために熟練を要する職業や社会的活動から退職してしまうこともあるが、その後の日常生活の中では障害は明らかとはならない。 これらの症状は生活のスタイルを変化させるほどのものではあるが、臨床的には軽微である。これらの症状は医師を訪れる（診察を受ける）契機となる場合もある。
4. 中等度の認知機能低下	軽度のアルツハイマー型認知症	夕食に客を招く段取りをつけたり、家計を管理したり、買い物をしたりする程度の複雑な仕事でも支障をきたす	買い物で必要なものを必要な量だけ買うことができない。誰かがついていないと買い物の勘定を正しく払うことができない。自分で洋服を選んで着たり、入浴したり、行き慣れている所へ行ったりすることには支障はないために日常生活では介助は要しないが、社会生活では支障をきたすことがある。 単身でアパート生活している高齢者の場合、家賃の額で大家とトラブルを起こすようなことがある。この時期になって家族が気づき病院を受診することが多い。
5. やや高度の認知機能低下	中等度のアルツハイマー型認知症	介助なしでは適切に洋服を選んで着ることができない。入浴させるときにもなんとかなだめすかして説得することが必要なこともある	家庭での日常生活でも自立できない。買い物を1人ですることはできない。季節に合った洋服を選んだりすることができないために介助が必要となる。明らかに釣り合いがとれていない組み合わせで服を着たりする。適切に洋服を選べないという症状はこの時期に特徴的である。 それほど特徴的ではないが毎日の入浴をいわれなければ忘れることもある。なんとかなだめすかすことも必要になる。 自動車を適切かつ安全に運転できなくなり、不適切にスピードを上げたり下げたり、また信号を無視したりする。それまで無事故だった人が初めて事故を起こすこともある。この時期に運転をすることは危険であり強引に止めさせなければならない場合もある。

Global Deterioration Scale stage	臨床診断	FASTにおける特徴	臨床的特徴
			この時期には、きちんと服が揃えてあれば適切に着ることはできる。なだめすかして入浴させなければならないにしても、自分で身体をきちんと洗うことはできるし、お湯の調節もできる。 　この時期には大声をあげたりするような感情障害や多動、睡眠障害によって家庭で不適応を起こし、医師による治療的かかわりがしばしば必要になる。
6．高度の認知機能低下	やや高度のアルツハイマー型認知症	①不適切な着衣	この時期のはじめには寝巻の上に普段着を重ねて着てしまうことが多くの患者でみられる。靴紐が結べなかったり、ボタンをかけられなかったり、ネクタイをきちんと結べなかったり、左右間違えずに靴を履けなかったりすることがこの時期に初めてみられることもある。病期が進むに従って、着衣にも介助が必要になる。
		②介助を要する入浴を嫌がる	この時期ではお湯の温度や量を調節できなくなり、身体もうまく洗えなくなる。浴槽に入ったり出たりすることもできにくくなり、風呂から出た後もきちんと身体を拭くことができない。このような障害に先行して風呂に入りたがらない、嫌がるという行動がみられることもある。
		③トイレの水を流せなくなる	用を済ませた後、水を流すのを忘れたり、きちんと拭くのを忘れる、あるいは済ませた後、服をきちんと直せなかったりする。
		④尿失禁	時に③の段階と同時に起こるが、これらの段階の間には数か月間の間隔があることが多い。この時期に起こる尿失禁は尿路感染や他の生殖器泌尿器系の障害がなく、適切な排泄行動を行ううえでの認知機能の低下によって起こる。
		⑤便失禁	この時期の障害は③や④の段階でみられることもあるが、通常は一時的にせよ別々にみられることが多い。焦燥や明らかな精神病様症状のために医療施設を受診することも多い。この時期では攻撃的行為や失禁のために施設入所が考慮されることが多い。
7．非常に高度の認知機能低下	高度のアルツハイマー型認知症	①最大限約6語に認定された言語機能の低下	語彙と言語能力の貧困化はアルツハイマー型認知症の特徴であるが、発語量の減少と話し言葉の途切れがしばしば認められる。完全な文章を話す能力は次第に失われる。 　失禁がみられるようになると、話し言葉はいくつかの単語あるいは短い文節に限られ、語彙は2、3の単語のみに限られてしまう。
		②理解し得る語彙はただ1つの単語となる	最後に残される単語には個人差があり、ある患者では"はい"という言葉が肯定と否定の両方の意志を示すときもあり、逆に"いいえ"という返事が両方の意味をもつこともある。病期が進行するに従ってこのようなただ1つの言葉も失われてしまう。 　一見、言葉が完全に失われてしまったと思われてから数か月後に突然最後に残されていた単語を一時的に発語することがあるが、理解し得る話し言葉が失われた後は叫び声や意味不明のぶつぶついう声のみとなる。

Global Deterioration Scale stage	臨床診断	FASTにおける特徴	臨床的特徴
		③歩行能力の喪失	歩行障害が出現する。ゆっくりとした小きざみの歩行となり、階段の上り下りに介助を要するようになる。歩行できなくなる時期は個人差があるが、次第に歩行がゆっくりとなり、歩幅が小さくなっていく場合もあり、歩くときに前方あるいは後方や側方に傾いたりする。寝たきりとなって数か月すると拘縮が出現する。
		④着座能力の喪失	寝たきり状態であっても初めのうちは介助なしで椅子に座っていることは可能である。しかし、次第に介助なしで椅子に座っていることもできなくなる。この時期にはまだ笑ったり、噛んだり、握ることができる。
		⑤笑う能力の喪失	この時期には刺激に対して眼球をゆっくりと動かすことは可能である。多くの患者で、把握反射は嚥下運動とともに保たれる。
		⑥混迷および昏睡	アルツハイマー型認知症の末期ともいえるこの時期は、本疾患に起こる代謝機能の低下と関連する。

出典：Reisberg, B., et al., 'The Global Deterioration Scale for assessment of primary degenerative dementia', *The American Journal of Psychiatry*, American Psychiatric Association, 139, pp.1136-1139, 1982.

3 認知症の診断

精神検査に基づいて、認知症の診断を進めていきます。認知症の診断には、「認知症か否かの診断」と「原因疾患の診断」の2段階があります（図3-2）。

認知症か否かの診断

認知症には3つの主な障害があり、これらの障害をみることで、認知症か否かの診断を行います。

①記憶障害

記銘障害（短期記憶障害）…言われたことや言ったことをすぐに忘れます。行ったこともすぐに忘れます。

長期記憶障害…自宅の電話番号や住所、出生地など生活の基本的な事柄を忘れます。また、貯金通帳や鍵など大切なものを失くします。さらに、1時間前に食事をしたことなど、いつ、どこで、誰と、どんな事を体験したのかなど、先ほど体験した出来事の全体を忘れます。これはエピソード記憶の障害です。

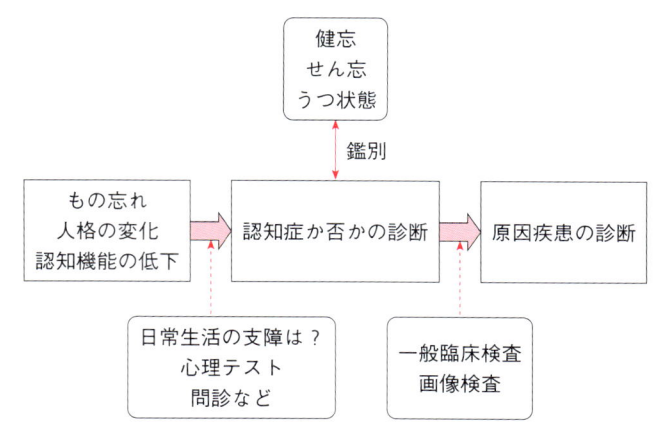

図3-2　認知症の診断の流れ

②認知障害

認知障害とは、次のうち1つ以上の障害があることです。

抽象思考の障害…単語の意味がわからない。ことわざの解釈ができない。

失語…言葉のやりとりができない。言われたことを理解しない。適切な発語ができない。

失見当…時と場所の見当がつかない。

失認…親しい人を認知できない。

失行…簡単な道具の操作ができない。テレビのリモコンの操作がわからない。水洗トイレの操作がわからない。

実行機能障害…（料理などの）手順がわからなくなる。

判断の障害…あれかこれかの判断ができない。

③生活障害

人との適切な関係性を保つことができなくなるなど、今までの社会生活に支障をきたします。家のなかが雑然として不潔になっても平気でいたり、食事をきちんととれていない、生活上の必要な買い物ができない、金銭の管理もできなくなります。今までやってきた自立した生活に支障をきたすのです。

大切なのは、自分の障害について本人が気づいていないことです。あるいは深刻に考えていないことです。道に迷っても、そのことに気づかずにどんどん歩いて行きます。そのため、発見されたときはもとの場所（自宅）からかなり遠い場所にいることになります。

初期の認知症では、本人も自分の尋常でないもの忘れなどに気づき、著しい不安を体験すると思います。この時点で家族や周囲の人が察して援助することができればよいのですが、ここが難しいところです。

3つのポイントを**表3－3**にまとめました。「はい」の答えが3つのポイントにわたってみられたときは、認知症の診断基準を満たしているといえます。

表3-3　認知症を診断する3つのポイント

1．記憶の障害	聞いたこと、行ったことを記銘できない	短期記憶障害（記銘障害）	はい・いいえ
	大切なことを思い出せない	長期記憶障害	はい・いいえ
	体験全体を忘れる	エピソード記憶の障害	はい・いいえ
2．認知障害 （次のうち1つがあること）	単語やことわざの意味がわからない	抽象思考の障害	はい・いいえ
	言葉のやり取りができない	失語	はい・いいえ
	時と場所の見当がつかない	失見当	はい・いいえ
	親しい人を認知できない	失認	はい・いいえ
	簡単な道具の操作ができない	失行	はい・いいえ
	手順がわからなくなる	実行機能障害	はい・いいえ
	あれかこれかの判断ができない	判断の障害	はい・いいえ
3．生活の障害	今までの職業、社会生活に支障をきたしてくる	日常生活の支障	はい・いいえ
	周りの人とトラブルを起こす	対人関係の支障	はい・いいえ

出典：長谷川和夫『名医に学ぶ認知症診療のこれまでとこれから 改訂第2版』永井書店、62頁、2011年

間違いやすい症状

　前項の3つのポイントは認知症か否かを決める条件ですが、次の2つの状態（せん妄とうつ状態）を除外することが必要です。

①せん妄

　せん妄は意識障害が根底にあります。現実の把握が正しくできずに認知障害が起こります。高熱でうなされたり（**熱性せん妄**）、夜間に興奮して歩き回ったり、実存しない人や物をみて大騒ぎしたり（**夜間せん妄**）、感染症などの身体疾患に付随して行動異常を伴う記憶障害などを起こします。

　認知症が緩やかに進行するのに比較して、せん妄は急に起こります。浮動性で、1日のうちでも変動します。一過性でもあります。

　認知症の診断には、意識の持続的な異常がない（はっきり目覚めている）ことが必要です。まれに、認知症の人に一時的な意識障害が合併することがあります。

②うつ状態

　配偶者や親しい人との死別、身体病による健康の損失、経済的な損失、ペットの死亡など高齢期に起こる損失体験を契機にして、高齢者は**うつ状態**を起こすことがあります。

　ゆううつな気分、意欲の低下、注意力の低下のために頭に情報が入りにくくなったり、記憶力が低下します（仮性認知症）。同時に孤独感、罪責感、絶望感を感じ、死にたくなります。実際に自死を企てたりします。また頭痛、頭重、不眠、胃腸障害などの身体疾患を訴えます。

　多くの場合は一過性です。認知症の人の場合、自分が病気であるとは思っていませんが、うつ状態の場合は身体症状もあるため、病感が強く、症状を誇張して訴える傾向があります。しかし、うつ状態を見過ごしていると、自死を遂げることがあるため、注意が必要です。抗うつ薬の投与と見守るケアが必要です。

　なお、高齢者ではうつ病と認知症の併存、あるいはうつ病から認知症への移行（連続性経過）の症例もみられるため、柔軟で適切な介入が必要です。

原因疾患の診断

　認知症を起こす原因疾患はおよそ70種類におよぶといわれます。頻度として多いものはアルツハイマー型認知症で、原因疾患の50〜60％、次いで血管性認知症の30％、レビー小体型認知症の10％と続きます。

　原因疾患の診断にあたっては、該当する疾患の特徴的な症状や発症から現症までの経過を、本人や家族、介護者から聴き取ります。

　診察の場面でも、精神診査や神経学的な検査が重要になります。血管性認知症では、運動麻痺や構語障害（言葉のもつれ）の有無などが特徴です。レビー小体型認知症では、パーキンソン症候群（筋肉の強剛、歩行失調、仮面様の顔つきなど）がみられます。

そのため顔の表情や姿勢、発語、歩行、起居の動作などに注意して診察を進めます。

また補助診断法として、頭部CT（Computed Tomography：コンピュータ断層撮影）、MRI（Magnetic Resonance Imaging：磁気共鳴画像診断）、SPECT（Single Photon Emission Computed Tomography：単一光子放射断層撮影）等の画像診断は欠かせません。頭部の内部状態を画像によって客観的に見ることができるのは、診断技法の大きな進歩といえます。身体疾患による原因の診断には、血液検査や心電図、脳波などが用いられます。

検査の概要を表3−4に示します。これらの検査をすべて行わなければならないというものではなく、医師が一部を選んで必要な検査を行うことになります。

表3−4　原因疾患の診断に用いられる検査

検査の種類		検出される原因疾患
画像検査	頭部単純エックス線	頭部外傷
	頭部CTスキャン、MRI、SPECT　など	脳梗塞、脳出血、アルツハイマー型認知症、前頭側頭型認知症、脳腫瘍　など
	脳血管撮影	脳梗塞、脳出血、脳腫瘍　など
尿検査（たんぱく、糖、ケトン体、沈渣）		腎疾患、肝疾患
血液検査	ヘマトクリット（Ht）、ヘモグロビン（Hb）、血沈	貧血、炎症
血清検査	血液尿素窒素（BUN）、血中尿素	尿毒症、肝疾患
	ビタミンB_1（VB_1）、ビタミンB_{12}（VB_{12}）、葉酸	サイアミン欠乏症、悪性貧血、ペラグラ
	電解質（Na、K、Cl、Caなど）	心・肺疾患、腎疾患、内分泌疾患
甲状腺機能検査		甲状腺機能低下および亢進
梅毒血清反応		進行麻痺
薬物血中濃度		薬物中毒
肝機能検査		肝疾患
脳波検査		脳機能障害、てんかん、脳病変

4 長谷川式認知症スケールの使い方と注意点

長谷川式認知症スケールとは

　長谷川式認知症スケールは、認知症スクリーニングテストの一つで、現在日本で最も広く使われています。1974年につくられたものは、主に老人ホームや病院の患者を対象にしたものでしたが、1991年に一般にも適用できる内容に質問項目を一部改訂しました。

　改訂された長谷川式認知症スケールは、全9問です（表3-5）。質問に答えられたら1点、答えられなかったら0点として総計点が30点満点になり、20点以下になると認知症の疑いをもつと判定します。設問の3と7では、質問に答えられないときにはヒントを与えて、ヒントに合った正答があれば1点をとることができます。

　限られた時間で、認知機能の低下がどのくらいになっているのかを評価するということで認知機能を数量化したのが、本テストの特徴です。

　「100から7を引くといくつになりますか」など、被検者のプライドを傷つけるような項目も入っているため、テストをするときにはそれなりの痛みを与えることを考慮し、優しく、慎重に事を運ぶ、お願いするというスタンスが必要です。

　「これから診断のために簡単なメモリーテストをさせていただきますが、よろしいでしょうか」と説明し、被検者に納得してもらったうえで施行しましょう。

　スクリーニングは、経過を診る場合には1年に1回、多くて2回です。例えば薬物療法を始めるため、その前後の経過をみたい場合には、その理由をきちんと家族にも説明して了解していただくことが大切です。

表3-5 長谷川式認知症スケール（HDS-R）

No.	質問内容		配点	記入
1.	お歳はいくつですか？（2年までの誤差は正解）		0　1	
2.	今日は何年の何月何日ですか？　何曜日ですか？ （年月日、曜日が正解でそれぞれ1点ずつ）	年	0　1	
		月	0　1	
		日	0　1	
		曜日	0　1	
3.	私達が今いるところはどこですか？ 自発的に出れば2点、5秒おいて、家ですか？　病院ですか？ 施設ですか？　の中から正しい選択をすれば1点		0　1　2	
4.	これから言う3つの言葉を言ってみてください。あとでまた聞きますのでよく覚えておいてください。 （以下の系列のいずれか1つで、採用した系列に○印をつけておく） 　1：a）桜　b）猫　c）電車　　2：a）梅　b）犬　c）自動車		0　1 0　1 0　1	
5.	100から7を順番に引いてください。 （100-7は？それからまた7を引くと？と質問する。最初の答えが不正解の場合、打ち切る）	（93）	0　1	
		（86）	0　1	
6.	私がこれから言う数字を逆から言ってください。 （6-8-2、3-5-2-9） （3桁逆唱に失敗したら打ち切る）	2-8-6	0　1	
		9-2-5-3	0　1	
7.	先ほど覚えてもらった言葉をもう一度言ってみてください。 （自発的に回答があれば各2点、もし回答がない場合、以下のヒントを与え正解であれば1点） 　a）植物　b）動物　c）乗り物		a：0　1　2 b：0　1　2 c：0　1　2	
8.	これから5つの品物を見せます。それを隠しますので何があったか言ってください。 （時計、鍵、タバコ、ペン、硬貨など必ず相互に無関係なもの）		0　1　2 3　4　5	
9.	知っている野菜の名前をできるだけ多く言ってください。 答えた野菜の名前を右欄に記入する。 途中で詰まり、約10秒待ってもでない場合にはそこで打ち切る。 5個までは0点、6個＝1点、7個＝2点 8個＝3点、9個＝4点、10点＝5点		0　1　2 3　4　5	

満点：30点
カットオフポイント：20／21（20以下は認知症の疑いあり）　　合計得点

出典：加藤伸司・下垣光・小野寺敦志・長谷川和夫ほか「改訂長谷川式簡易知能評価スケール（HDS-R）の作成」『老年精神医学雑誌』第2巻第11号、1339〜1347頁、1991年

質問の内容と尋ね方

9つの質問にはそれぞれ意味があります（表3-6）。第1問は「記憶」、第2問は「時の見当」、第3問は「所の見当」、第4問は「即時記銘」、第5問は「計算ならびに注意力」、第6問は「記銘力ならびに注意力」、第7問は「遅延再生」、第8問は「記銘力」、第9問は「発語の流暢性」です。質問項目のなかで最も認知症の人と健常者に違いが出るのは、第2問と第7問です。

第2問「時の見当」は、何年何月何日何曜日というようにまとめて一度に質問してもよいのですが、バラバラに「何年ですか」「今日は何月何日ですか」「何曜日ですか」というように分けて尋ねてもよいでしょう。

第4問「即時記銘」は、「桜」「猫」「電車」という3つの言葉を脈拍程度のテンポで伝えて、それをすぐに「思い出してください」と言います。この質問では、認知症の人と健常者の答えの差が極

表3-6　長谷川式認知症スケールで確かめる事柄

1. お歳は？	記憶	0、1
2. 今日は？　年 　　　　　　月 　　　　　　日 　　　　　　曜日	時の見当	0、1 0、1 0、1 0、1
3. ここはどこ？	所の見当	0、1、2
4. 桜 　猫 　電車	即時記銘	0、1 0、1 0、1
5. 100-7 　　-7	計算 注意力	0、1 0、1
6. 6-8-2 　3-5-2-9	記銘力 注意力	0、1 0、1
7. 桜 　猫 　電車	遅延再生	0、1、2 0、1、2 0、1、2
8. 5つの物品	記銘力	0、1、2 3、4、5
9. 野菜の名前	発語の流暢性	0、1、2 3、4、5
判定：	総計　30 認知症の疑い　20以下	

出典：表3-5に同じ

表3-7 長谷川式認知症スケール各項目の正答率（％）

	認知症群	非認知症群
1．年齢	0.45	1.00
2．日時の見当識		
年	0.27	0.90
月	0.39	1.00
日	0.18	0.94
曜日	0.23	0.95
3．場所の見当識	0.43	0.92
ヒントによる答え	0.76	1.00
4．言葉の即時再生		
桜	0.92	1.00
猫	0.88	0.90
電車	0.86	1.00
5．計算		
100－7	0.65	0.94
100－7－7	0.25	0.56
6．逆唱		
2－8－6	0.51	0.74
9－2－5－3	0.17	0.35
7．言葉の遅延再生		
a）桜	0.20	0.66
ヒントによる答え	0.37	0.79
b）猫	0.16	0.75
ヒントによる答え	0.32	0.79
c）電車	0.03	0.38
ヒントによる答え	0.32	0.79
8．物品再生		
1個以上	0.89	1.00
2個以上	0.77	0.98
3個以上	0.62	0.97
4個以上	0.38	0.86
5個	0.08	0.45
9．言葉の流暢性		
6個以上	0.42	0.90
7個以上	0.31	0.76
8個以上	0.19	0.73
9個以上	0.14	0.60
10個	0.09	0.52

出典：表3－5に同じ

めて少ないのが特徴です(表3－7)。これは、高度の認知症であっても答える人が多いということで、逆にいえばこれができない場合は認知症がかなり進んでいると解釈できます。

また、この質問は第7問に対する布石のようなものなので、「『桜』『猫』『電車』をまたお聞きしますから、それまで覚えておいてください」と被検者にお願いします。

第5問「100から7を引く」という質問で、「93」という正しい答えが出れば1点、仮に「93」を「90」と間違った場合には「それからまた7を引いてください」という次の質問には進まず、第6問に進みます。

　「93」で正解した後、検査者は「93から7をひくと」と言わずに、「それからまた7を引いてください」と尋ねます。聞かれた人は93という引き算の答えを頭の中のネットワークに保持しながら引き算をするという、同時に2つの作業をすることになります。これは、注意力を2つに分けることを求められている質問です。認知症になると注意を集中する力も弱くなりますが、同時に注意を2つに分割することも不得意になるのです。

　第6問も注意力の分割を想定しています。この場合「1－2－3という数を逆に言うと3－2－1ですよね」というように、「逆に言う」ことの説明を理解してもらった後で始めることが大切です。

　そして「6－8－2を逆に言ってください」と、脈拍程度のテンポで質問します。「2－8－6」が正当ですが、よく答えに出てくるものに「2－6－8」があります。この場合は間違いなので0点になり、次の4桁の逆唱は行いません。そして次の第7問に進みます。

　第7問は「先ほど3つの言葉を覚えてもらいましたが、もう一度思い出してください」という質問です。正解を的確に答えることができれば、各2点で計6点を獲得することになります。「桜」は言えたけれども「猫」が出てこない場合は「動物の名前でしたよ」、「電車」が出てこなければ「乗り物の名前でしたよ」とヒントを与えて、それで正解した場合は1点を獲得します。

　間違えたり答えが出なかったときは0点です。これは**遅延再生**（delayed recall）といい、認知症の人と健常者の間で正答率が大きく開きます（表3－7）。分別力、いわばスクリーニングの力が強いといわれているテストです。

　第8問は、例えば櫛や時計、ハサミなど日常用品を机の上に並べてそれぞれの物品名を検査者が言い、聴覚と視覚と両方の感覚

機能を通して記銘してもらうテストです。

　第9問は野菜の名前、発語の流暢性を尋ねます。野菜の名前をどれだけ知っているかということもありますが、むしろ言葉がスラスラ出てくるかどうかを尋ねています。これは、前頭葉の障害にかかわっているといわれています。

　以上の質問項目で単純に加算をして、総計点で判定します。しかし、このテストだけで認知症と判断するのは早計です。高齢者のなかでも教育歴の高い人などは、たとえ認知症であっても30点を取る場合もあり、逆に認知機能が正常であるにもかかわらず、うつ病や寝たきり状態で気力が出てこないという人は20点を切る場合もあります。

　ですから、テストの結果だけで判断するのではなく、そのほかの質問をするのもよいでしょう。私はよく「テレビをご覧になっていますか」と聞いて「観ています」という答えが返ってきたら、「最近起こっているニュースで話題になっていることはありますか」と尋ねます。認知症の人の場合、この問いに答えられる人は少なく「大したニュースはありません」という答えが多く返ってきます。

　ほかに、ことわざを聞いてみるのもよいでしょう。例えば「『猿も木から落ちる』ということわざがありますが、その背景にはどんな意味がありますか」と尋ねます。すると認知症の人は「木登りの上手な猿も落ちることがあります」ということに終始し、何回尋ねてもその答えから踏み出すことができず、「油断してはいけない」という教訓にまでたどり着きません。

　家族や介護者に毎日の生活にどんな支障があるかを尋ねるなど、生活障害の情報を聞くなどして総合的に診断することも大切です。

長谷川式認知症スケールからみた認知症とうつ病の違い

　うつ病の人も、長谷川式認知症スケールでは認知症の疑いのある人と同じように点数が低くなる可能性がありますが、もの忘れに対する態度は認知症の人と異なります。

　認知症の人に「もの忘れはありますか」と質問すると「ありません」と即座に否定したり、「少しはあります。年相応のもの忘れです」との回答がありますが、うつ病の人は大したもの忘れではないにもかかわらず、症状と障害を非常に苦にして誇張気味に話すことがあります。また、認知症の人は、十分な時間をかけずに、間違いだろうとあまり考えないですぐにパッと答えてしまうことが多いのに対して、うつ病の人は考えて答えを出そうと努力する傾向があります。

　症状の全体像をみることも鑑別には大切です。うつ病の人の多くは、自分から身体症状を訴えることは少ないものです。

　鑑別が困難な場合は、2週間程度間隔をおいて診察すると、うつ病の人はもの忘れの程度が軽くなるなど症状が変動しますが、認知症の人はあまり変わらないという特徴が鑑別の一助となります。

5 認知症の告知

告知の実際

医師は医療行為にあたって、事前に説明し、患者から同意を得なければなりません。これは**インフォームド・コンセント**といわれます。**告知**とは、このインフォームド・コンセントに際して提供すべき情報のなかで、診断名を本人に告げる行為をいいます。また病名だけでなく「これからどうなるのか」といった予後など病気の特性についても告知に含まれるとされています。

高橋忍らの調査によると、大学病院のもの忘れ外来を受診した軽度（長谷川式認知症スケール平均20.5）のアルツハイマー型認知症の患者本人に対して告知の調査が行われ、96％が告知を希望し、80％が家族よりもまず自分に話してほしいと回答しています[10]。

※上つきの数字は、135〜136頁の参考文献に対応（以下、同）

告知を行う意味

患者そして家族には病名を告知することが原則です[11]。患者には、自分自身の病気について知る権利があります。治療の意味や目的を適切に理解するためにも、病気そのものを知ることが出発点になります。言うまでもなく〝知る権利〟とともに〝知らされない権利〟もあります。

〝私は知りたくない〟という意思表示がなされた場合、告知はすべきではありません。ただし特に患者が医師に気兼ねして、必ずしも知りたい、知りたくないといった意思表示をするとは限りません。したがって、患者からの意思表示がないからといって医師が一方的に判断してしまうことには賛成できません。

告知する場合の注意点

　告知をすることによって精神的なショックを与えるのではないかという意見があります。確かに悪い知らせであることは間違いないと思います。どのような姿勢で、また、どのような態度で伝えるか、そしていつの時点で告知するのか、個別に考えて行うことが大切です[12]。

　しかし一方で、患者は自分の記憶力の低下や生活の支障についての原因がわからないままに混乱し不安になっているのです。このことを考えると、悪い知らせではあっても、医師が病気についてきちんと把握していることを知らせ、治療を含めてできる限りの協力を惜しまない、一緒に考えるという姿勢を示すことが、患者の不安や恐怖の軽減につながると思います。

　また、暮らしをともにしている家族への説明も重要です。家族自身もこれからどうなるのかという不安をかかえているため、告知をすることの了解を求めていくことも大切です。

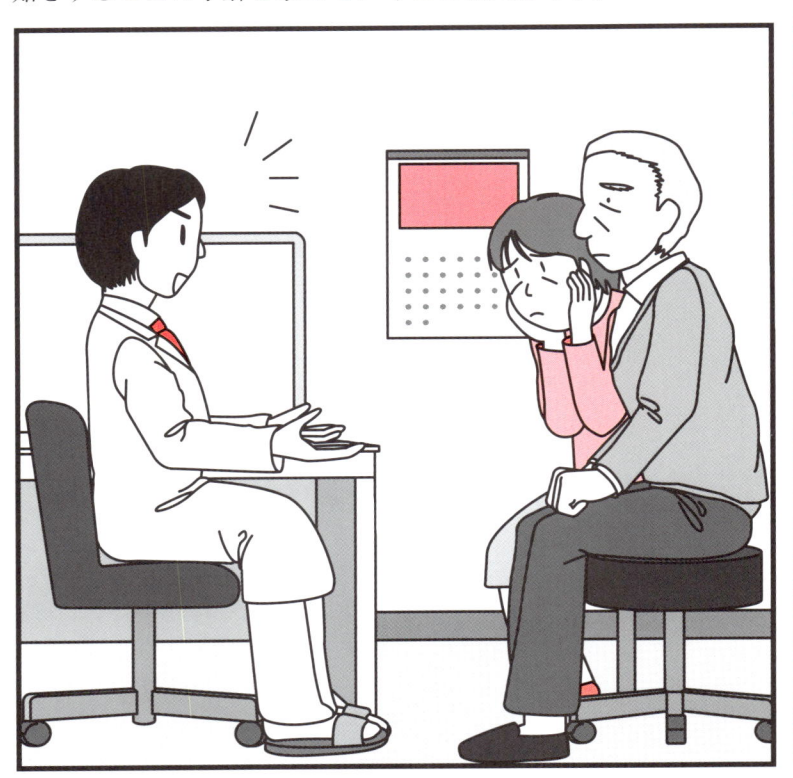

告知のメリットとデメリット

　告知が行われるメリットとしては、多くの患者が告知を望んでいることが最大のメリットですが、以下の点もあげられます。
❶医師と患者・家族との信頼関係を築くことができる。
❷患者が積極的に受診するようになる。
❸服薬のコンプライアンスを維持できる。
❹介護を中心とする社会資源の利用への抵抗を少なくする。
❺日常生活での不安が少なくなり、精神的に安定する。
❻家族が介護しやすくなる。

　逆に、告知をしたことによるデメリットとしては以下の3点が考えられます。
❶患者が告知を十分に理解したか否かの判断が難しい。
❷患者の病気に対する不安を解消できたかが不明。
❸家族の失望、介護負担、動揺などネガティブな感情を強くすることがある。

　告知によって患者が絶望して、ひきこもりやうつ状態などに陥る可能性も否定できません。このようなデメリットを軽減するため、医師だけでなくチーム全体がかかわって、ぬくもりのある絆を患者と家族との間に創っていくことが大切になります。

IV

原因疾患の理解と中核症状、行動・心理症状

認知症の人を介護する人の多くは、その症状や行動に戸惑うことになります。
本章では認知症の主要な原因疾患を理解することで、中核症状および行動・心理症状への適切なかかわり方を学びます。

1 アルツハイマー型認知症

アルツハイマー型認知症の発見

　1901年11月25日、アウグステ・ディータという51歳の女性が、ドイツ・フランクフルトの病院に入院しました。担当医師は精神科医のアロイス・アルツハイマーでした。

　この女性は、夫が近所の婦人と歩いていたところ、突然２人に暴力を振いました。夫が浮気をしていたと思い込む嫉妬妄想です。もの忘れがひどく、お金の計算もできません。アパートの居室を目的もなく歩きまわり、近所の家のベルを次々に鳴らすなど、落ち着きのない状態のために来院しました。

　その５年後には病状が進行し、寝たきりとなり、肺炎のために1906年４月８日に亡くなりました。解剖して調べてみると、脳に著しい萎縮があり、脳神経細胞の脱落や、しみ状にみえる老人斑や神経原線維の変化と呼ばれる繊維状の塊がありました。ほかにも同様の所見をもつ症状が報告され、アルツハイマー型認知症と呼ばれるようになったのです。

発症の仕組み

　その後、神経科学の進歩により、老人斑は**アミロイド**と呼ばれる繊維状の物質であり、これが毒性を発揮して神経細胞の働きを損なうこと、神経細胞内にタウたんぱくが異常にリン酸化され、この蓄積が神経原線維の変化として残存し、神経細胞が死滅することが明らかになりました（図4－1）。

　またベータたんぱくは、アミロイド前駆体たんぱくから酵素系によって切り出されて出現することもわかりました。これら一連の発症の仕組みが、**アミロイド仮説**と呼ばれるものです（図4－2）。

Ⅳ 原因疾患の理解と中核症状、行動・心理症状

- 老人斑(1)
- 神経原線維の変化(2)

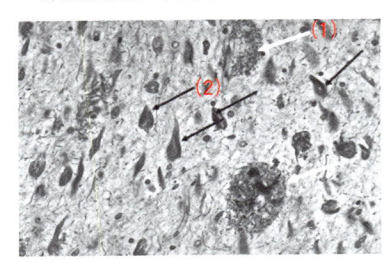

図4－1　アルツハイマー型認知症の脳の変化

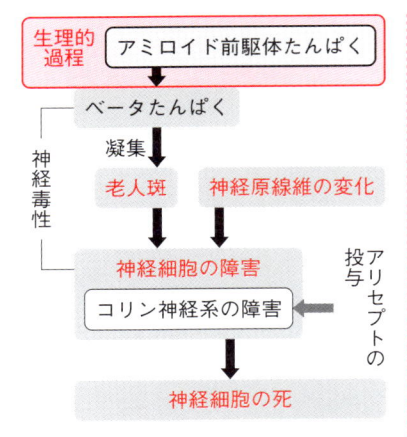

図4－2　アルツハイマー型認知症の発症の仕組み（アミロイド仮説）

　神経細胞の連結部には**シナプス**と呼ばれる隙間が作られ、神経伝達物質がこのシナプスで情報を伝えます。**アセチルコリン**はその1つで、記憶を担う神経系の役目を果たしています。アルツハイマー型認知症では、関係するコリン神経系が症状の初期から障害されます。そこで、アセチルコリンを分解する酵素の働きを抑制する、コリンエステラーゼ阻害作用をもつ薬が開発されました。**ドネペジル塩酸塩（アリセプト）**はその1つです。

症状と経過

　アルツハイマー型認知症はいつとはなく、緩やかに発病します。進行も緩やかです。64歳以下で発病する早期発症型（early onset）は**若年性認知症**と呼ばれます（81頁）。反対に65歳以上で発病する晩期発症型（late onset）は老年期認知症といいます。若年性認知症は進行が速く、神経内科的な症状や筋強剛、錐体外路症状が明らかです。

　遺伝性の強い家族性のタイプとそうでない孤発性のタイプというように、アルツハイマー型認知症には事例ごとの個別性とは別にサブタイプがあり、単一の疾患というよりは多くの要因をもつ多因子性（heterogeneity）の疾患と考えられています。

　症状は、認知症の3つの主な症状（34頁）が主要なものです。

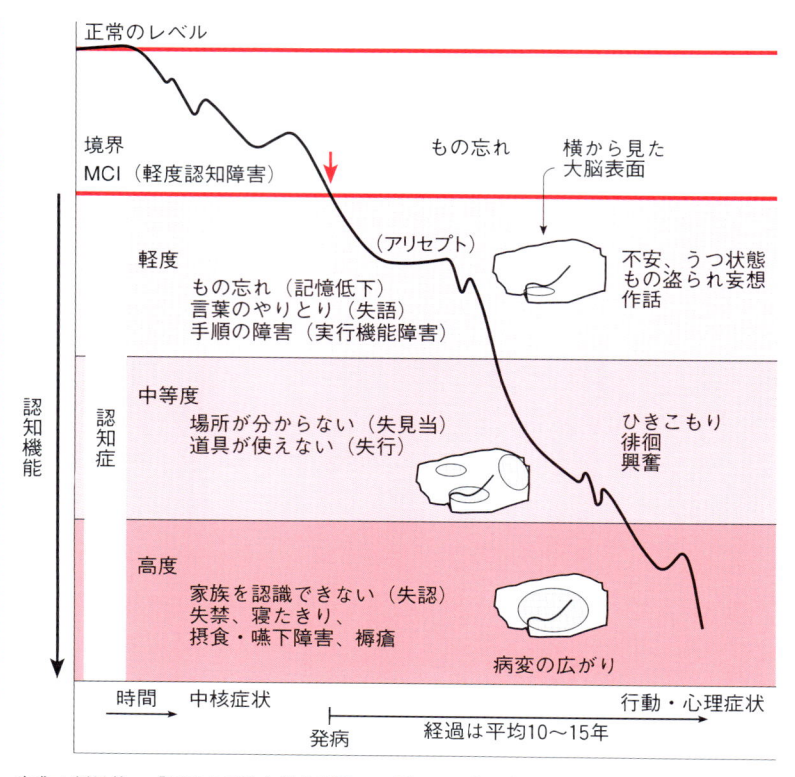

出典：須貝佑一『ぼけの予防』岩波新書、76頁、2005年より一部改変

図4−3　アルツハイマー型認知症の経過

　これらの症状は図4−3に示すように、病変の進行に伴って軽度−中等度−高度へと進行していきます。

　図4−3では、正常のレベルから認知症へと移行する時点を↓で示しています。ここから認知障害が始まり、末期、そして死亡に至るまでの全経路は、多くは10〜15年で、平均して8年とされています。

　通常、健常な高齢者の体験するもの忘れ（忘れっぽさ）から認知症になる直前の境界にあたる部分を軽度認知障害（16頁）と呼んでいます。本人も著しいもの忘れを自覚し、客観的にも記憶低下がみられますが、認知症ではありません。最近では、この時期を正しく評価して対応を考えることが課題とされています。

　図4−3では軽度の際、低下していくグラフが平坦になっている部分があります。自然経過でもみられますが、これがアリセプトの働きで、進行を一時的に抑制している状態です。本人が安心感

をもてる環境や適切なケアによっても平坦化が起こります。ですから、進行の抑制作用をもつアリセプトとともに、認知症の人の環境を整えることが対応の基本と考えられます。

また**図4－3**の左にある症状が**認知障害**（**中核症状**）で、右にある症状が**行動・心理症状**（BPSD：Behavioral and Psychological Symptoms of Dementia）といわれるものです。

中核症状はあらゆる認知症に起こりますが、行動・心理症状は限られた期間に多くみられ、高度になると減少します。行動・心理症状は、認知症の人が生活していくなかでなんとか適応しようとすると、認知障害のために間違った行動になってしまうのが大部分です。環境の不備や介護の不適切な状況が悪化させることもあります。

しかし、暮らしをともにする家族や介護者は対応に困惑し、苦慮することになります。かつては問題行動や周辺症状といわれましたが、最近では認知症の行動・心理症状と呼ばれています。なかでもせん妄などは、脳因性あるいは身体因性のものが多いとされています（36頁）。

初期の症状

進行性の記憶障害

記憶障害は、初期の症状として最も多いものです。主な症状は以下のとおりです。
❶何回も同じことを繰り返して言う。
❷頼まれたことをすぐ忘れてしまう。
❸直前にあったことをすぐ忘れる。

これらの記憶低下は次第に頻度が増えるとともに、やがて認知障害へと進行します。なお、記憶低下に関連して多い行動障害として、もの盗られ妄想があります。例えば、ものをしまったことを忘れて、誰かに盗られたと思い込み、周りの介護者に疑いをかけて責め立てます。これは、記憶の低下に基づく勘違いです。こうしたもの盗られ妄想が初発症状になることもあります。

記憶低下に伴う症状として、不安状態やうつ状態もあります。体験する情報がすぐに消えてしまうため、認知症の人は途中から映画を観ているような気持ちや、周りについていけない感覚、何か大切なことを忘れているのではないかという不安を絶えずもつことになります。記憶の低下を他人に知られたくない気持ちから、ひきこもり状態を伴うこともあります。

失語

　初期に起こる脳の限局性障害（巣症状）に失語があります。これは、言葉のやりとりが障害されるものです。**運動性失語**（ブローカ失語）という言語の表出が障害されるタイプや、**感覚性失語**（ウェルニッケ失語）という言語の理解が障害されるタイプなどがあります。

　アルツハイマー型認知症では感覚性失語がよくみられます。流暢にしゃべりますが、無意味な内容で、しかも聞き言葉の了解が良くありません。質問されても無関係のことを話すため、会話が成立しないこともあります。記銘障害のために言葉が出てこない健忘失語もよくみられます。

実行機能障害

　実行機能障害も初期によくみられる症状です。手順を踏んで一連のまとまった作業をすることができません。何を今したのかをすぐに忘れるため、これから何をするのかという展望的記憶の障害も関係していると思われますが、日常の生活にとっては大切な能力の障害です。

　例えば料理をすることができなくなります。食材を揃えて適当な形や大きさに切ったり刻んだりして、次に調理器を使用して、一定時間煮たり、焼いたりした後に、適切な調味料を使って味付けをして、盛り付けるといった一連の作業です。この一連の作業が途中でわからなくなり中断してしまいます。

中期から後期の症状

脳の機能局在の障害

　アルツハイマー型認知症の進行に伴い、失読（文章を読むことができない）、失書（文字を書くことができない）、失算（暗算ができない）、失行（道具を使うことができない）、失認（親しい人の顔を認識できない）といった脳の機能局在の障害が起こります。

　若年性認知症では特に顕著にみられますが、症状が進行してくると、全般的な機能低下のため、その輪郭は不鮮明になります。

●見当識障害（失見当）

（1）時間に対する見当識の障害

　今日の日付がわからなくなります。時間に対する感覚が低下するため、長時間待ったり、予定の時間に合わせて準備することができなくなります。時間の感覚だけでなく、季節、年次にも障害がおよびます。夏なのに冬用のコートを着たり、自分の年齢がわからないなどが起こります。

（2）場所に対する見当識の障害

　生活空間に対する失見当で、方向感覚がわからなくなります。ひどくなると、近所なのに迷子になったり、自宅のトイレの場所がわからなくなります。あるいは、歩いて行けそうにないほど遠い場所に向かって歩き始めます。

（3）人との関係性に対する見当識の障害

　症状が進むと、周囲の人との関係がわからなくなります。自分の娘を「妹です」と紹介したり、亡くなった夫の帰宅を待っていることがみられます。

　アルツハイマー型認知症では、初期から時間の見当識、次に場所、そして人物の失見当と加わっていきます。この順序はほぼ一定していて、逆になることはありません。

　自宅の近所で買い物に出掛けた帰り道がわからなくなり、人に尋ねることに考えがおよばず、歩きまわって〝徘徊〟という行動・心理症状をきたします。場所の失見当は空間失見当、あるいは地理的失見当ともいわれます。自室やトイレの位置、あるいはベッ

ドの位置がわからなくなります。診察室に入ってきても、出口があることに気づかず、室内をウロウロします。これらは認知症の程度とは不相応に著しい失見当であって、一種の視覚失認とされます。

28頁の図3−1を思い出してください（左の欄外参照）。簡単な図形の模写を求めると、模写するに過ぎないのにうまく描けません。特に三次元の図形は困難になります。なお、神経症状として筋緊張亢進や筋強剛（筋肉が固くなって、四肢の屈伸が難しい）、歩行障害、痙攣発作をきたすことがあります。

人格の保持

認知機能の低下が高度になった段階でも、アルツハイマー型認知症の場合には、全体の態度、対人関係での応対、周りの事柄に関与しようとするかかわり方など、人格の水準が比較的保たれていることが特徴です。

長谷川式認知症スケール（39頁）での得点が10点に満たず、自らの財産管理については全く不能の状態であるにもかかわらず、にこやかに対応してあいさつの言葉を交わすことができます。初診時の医師も戸惑うような一面が特徴といわれます。

終末期の症状

認知症が進行して高度になると、親しい家族の顔を認識できなくなります。能動性は著しく減退し、寝たきりとなり、尿や便の失禁、発語が乏しくなります。着座能力の喪失、笑う能力もなくなって表情が乏しくなります。摂食はできません。嚥下障害をきたしやすく、誤嚥性肺炎を起こしやすくなります。やがて意識は混濁し、昏睡状態になります。この時期は、病理学的には大脳皮質の機能は広範にわたって失われた状態で、失外套症候群＊に近いと考えられます。FAST（32頁）の6〜7に該当します。

アルツハイマー型認知症の終末期ケアは、本人の個性が失われた状態とみなされやすく、未知の課題があります。今後、その人

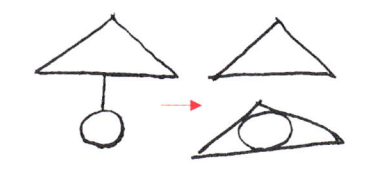

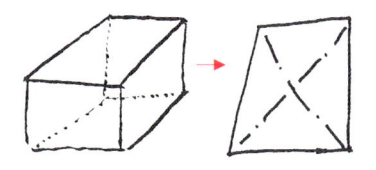

図3−1 視空間認知能力のテスト

※脳皮質機能が完全に失われた状態

Ⅳ 原因疾患の理解と中核症状、行動・心理症状

の尊厳をしっかりと維持した看取りに向けて、多くの衆知を集めて検討されることが重要です。

2 中核症状と行動・心理症状

認知症の症状

　認知症の症状は、基本的な症状である中核症状と、中核症状に伴って二次的に起こる行動・心理症状に分けられます（図4−4）。

　中核症状とは、脳の障害が原因で起こる症状です。記憶障害や見当識障害（失見当）、言語の障害、理解・判断力の低下、実行機能の障害などがあげられます（60頁）。これらは、程度や時期の違いがあっても、認知症の人には誰にでも起こる症状です。

　行動・心理症状は、心理的な状態や環境要因、あるいは身体疾患の合併等の要因によって起こります。不安やうつ状態、妄想、幻覚、徘徊、興奮、攻撃性などがあげられます（64頁）。人によって現われ方が多様で個人差の大きいのが特徴です。

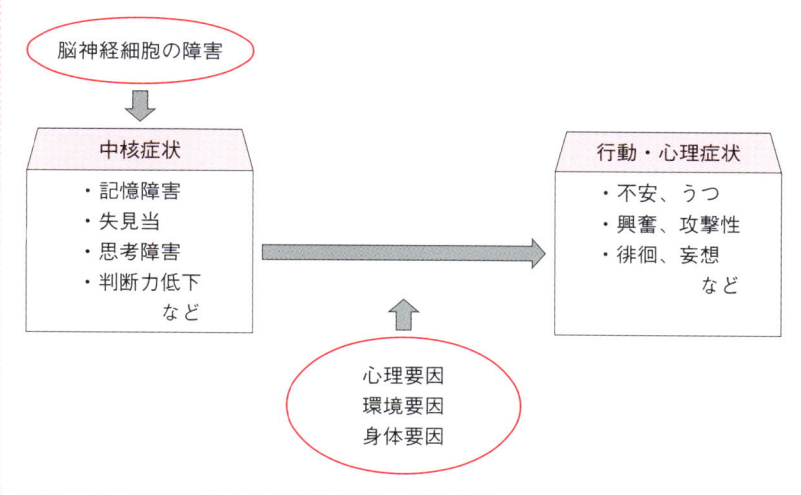

図4−4　認知症の中核症状と行動・心理症状

中核症状と行動・心理症状の関係

　Cさん（男性・64歳）はアルツハイマー型認知症と診断されました。記憶障害が明らかで判断ミスが多くなり、仕事を解雇されてしまいました。そのため落ち込んでしまい、悲観的なことを言っています。生きていくのもつらいと訴えます。

　Dさん（女性・73歳）はアルツハイマー型認知症と診断されてから2年が経過しました。記憶障害と判断力の低下が主な症状としてみられます。最近では、財布を置いた場所をよく忘れてしまい、「ない、ない」と言って探しているうちに、嫁が盗んだと思い込み、大騒ぎになりました。

　2つの事例はいずれも、記憶障害と判断障害という中核症状があり、Cさんには「うつ状態」、Dさんには「もの盗られ妄想」という異なった行動・心理症状が現われました。このように、心理要因や環境状況によって、個別的な行動・心理症状が現われることがわかります。

　家族や介護者が負担と感じるのは、中核症状よりも行動・心理症状といわれます。しかし行動・心理症状は、環境を調整したり、対応を工夫することで改善されることもあります。行動・心理症状は、合併している身体的な疾患や投与されている薬物などによって起こることもあります。

　中核症状と行動・心理症状の違いを知り、それぞれの対応について基本的な知識をもつことが大切です。次に、それぞれの症状の特徴についてさらに詳しく述べていきます。

3 中核症状の特徴

記憶障害

　記憶障害とは、言われたことや言ったことなどをすぐ忘れることです。例えば、生活の基本的な事項である住所や電話番号などを思い出すことができません。また、日付を忘れたり、物の置き忘れも多くなります。貯金通帳や鍵など大切なものをなくすなどもよくみられます。

　特徴的な記憶障害としては、**エピソード記憶の障害**があげられます。これは、体験した出来事全体を忘れてしまうものです。結婚式に出席したことや、先ほど昼食を皆と一緒に食べたことを忘れてしまうなどです。

　時間的な側面から、記憶は**表4－1**のように分類されます。

表4－1　記憶の分類

1．短期記憶
　情報（言われたことなど）を保持する時間が数分単位の記憶を指す。さらに短く、数秒から1分間ほどしか保てない記憶を即時記憶という。長谷川式認知症スケールの問4「桜、猫、電車を提示した後、すぐに思い出してもらう」など。
2．長期記憶
　長期記憶には、近時記憶と遠隔記憶がある。
a）近時記憶：記憶の保持が数時間から数日のもの。昼食を食べ終わったばかりなのに「しばらく食べていない」と訴えるなど、直近の出来事を忘れている。
b）遠隔記憶：記憶の保持が数週から数十年のもの。若いときの苦労話や歴史的な出来事などの記憶。認知症になっても初期の頃は保持されるが、進行するにつれて、近時記憶の低下に加えて遠隔記憶にも障害がおよび、配偶者や子どもの名前、自分の職業も思い出せなくなる。

見当識障害（失見当）

　55頁参照

思考や判断力の障害

（1）考えるスピードが遅くなる

　脳に入ってくる情報を理解し、自分の体験や知識に照合したり、検索して適切な判断をして、自分の考えをまとめて発信するといった情報の処理をする能力が低下します。

　逆の見方をすると、時間をかければ自分なりに判断することができます。ですから介護をする際には、本人のペースに合わせてゆっくりと話しかけることが大切です。

（2）実行機能の障害

　54頁参照

（3）暮らしのなかで起こる状況が理解できない

　一度に2つの情報が入ってくると混乱します。ですからまずは1つのことを伝えて、それができたら次の指示をすることが望ましいです。いつもと異なる些細な出来事があると、その状況を理解できずに混乱してパニックになることがあります。

そのほかの認知機能の障害

（1）言葉のやりとりが困難（失語）

　54頁参照

（2）道具を適切に使うことができない（失行）

　電気のスイッチを押して明るくすることはできたのに消すことができない、トイレの水洗を操作することができない、車の運転席に座ったもののどうすればよいのかわからなくなった、Yシャツを自分で着ることができず、袖のほうから腕を入れようとしている（着衣失行）などがあります。

（3）文字が読めない（失語）、文字を書くことができない（失書）など

　これらはいずれも、脳の神経細胞のネットワークの障害によるもので、原因疾患によって起こり方が異なります。また、同じ疾患でも症状の現われ方には個人差があります。

中核症状の治療は薬物療法が主体です。日本では、アルツハイマー型認知症の進行を一定期間抑制するアセチルコリンエステラーゼ阻害薬（例えばドネペジル塩酸塩など）が適用薬とされていますが、最近、同様の作用をもつガランタミン臭化水素酸塩と神経細胞保護作用をもつメマンチン塩酸塩がこれに加わりました。今後の新薬の開発が期待されています。

Ⅳ　原因疾患の理解と中核症状、行動・心理症状

4　行動・心理症状の特徴

行動・心理症状の現われ方

　認知症の症状には、認知障害を中核症状として、不安やうつ、妄想、徘徊などの行動・心理症状があります。ここでは、行動・心理症状の現われ方について事例をあげてみます。

　Eさん（女性・79歳）は3年前にアルツハイマー型認知症と診断され、一人暮らしということもあり、現在ではグループホームに入居しています。

　最近では記憶低下が著しく、ある日「財布が紛失した！　Aさん（介護職員）に盗まれた」と大騒ぎしました。思いもよらない疑いをかけられたAさんは「私はそんなことしていませんよ」と否定しましたが、説明しても納得してくれません。

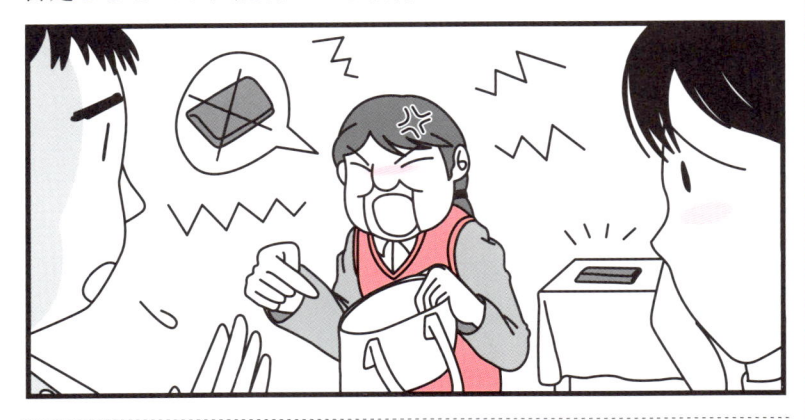

　Fさん（男性・80歳）は6年前に脳卒中にかかりましたが、内科的な治療とリハビリテーションにより、当初みられた歩行障害は治りました。しかし認知症があるため、生活に何かと不自由があります。

　思うように言葉が出なかったり動作が遅いために怒りやすく、手を上げることもあります。家族は毎日のようにトラブルになり、

困惑しています。特に夜間は興奮状態で、家族全員眠れなくなります。

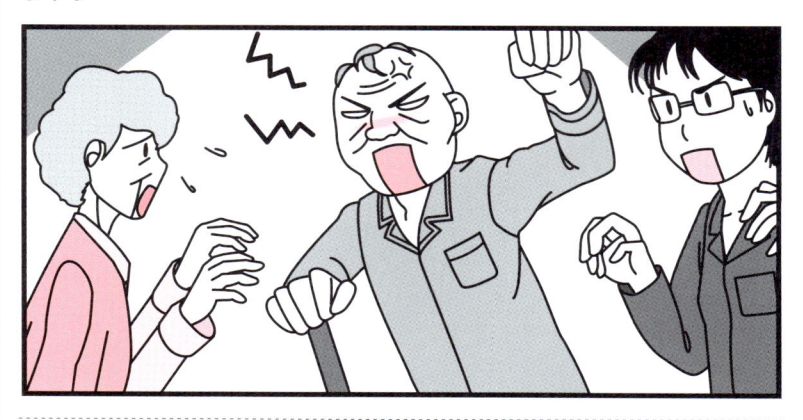

行動・心理症状の要因

　認知症の人には、記憶力の低下や言語の障害、失見当や判断力の低下などの中核症状が共通してみられます。ところが、行動・心理症状は必ずしもすべての認知症の人に共通して起こるものではありません。

　行動・心理症状が起こる仕組みを図4－5に示しましたが、中核症状は脳神経細胞のネットワークの障害がもとで起こります。もの忘れや判断力の低下などのある認知症の人が暮らしを営んでいく際、不安や孤独、あるいは被害的な気分などの心理が作用して行動・心理症状が起こります。

　この不安やストレスが多いほど、行動・心理症状が現われやすいと考えられます。介護する環境が本人とうまくかみ合わなかったり、身体の不調（便秘や脱水状態など）があっても、行動・心理症状が

脳神経細胞ネットワークの障害

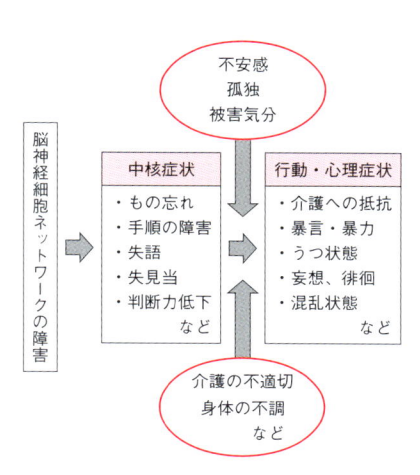

不安感
孤独
被害気分

中核症状
・もの忘れ
・手順の障害
・失語
・失見当
・判断力低下
　など

行動・心理症状
・介護への抵抗
・暴言・暴力
・うつ状態
・妄想、徘徊
・混乱状態
　など

介護の不適切
身体の不調
　など

図4－5　行動・心理症状の起こる仕組み

IV 原因疾患の理解と中核症状、行動・心理症状

現われやすいといわれます。行動・心理症状の現われ方は個別的で、症状の内容も病気の進行に影響されると考えられています。

Column 自宅で暮らす認知症の人の実態

自宅で暮らす認知症の人にどのような行動・心理症状が現われているのか、その実態は十分に明らかにされていません。図4－6は、2008年に公益財団法人認知症予防財団（当時、財団法人ぼけ予防協会）の報告で明らかにされた行動・心理症状の種類と出現頻度をグラフ化したものです。

自宅で家族が介護している認知症の人のなかで最も頻繁にみられるものは、妄想（もの盗られ妄想、嫉妬妄想、被害妄想など）です。次いで攻撃的言動、睡眠障害、幻覚、徘徊、抑うつ、不安、介護への抵抗などがみられます。これらの多くは、介護環境の整備、例えばなじみやすく小規模でわかりやすい構造にしたり、落ち着ける雰囲気にする、あるいは本人の求めているものを聞いて理解するなど、かかわり方の工夫によって改善します。

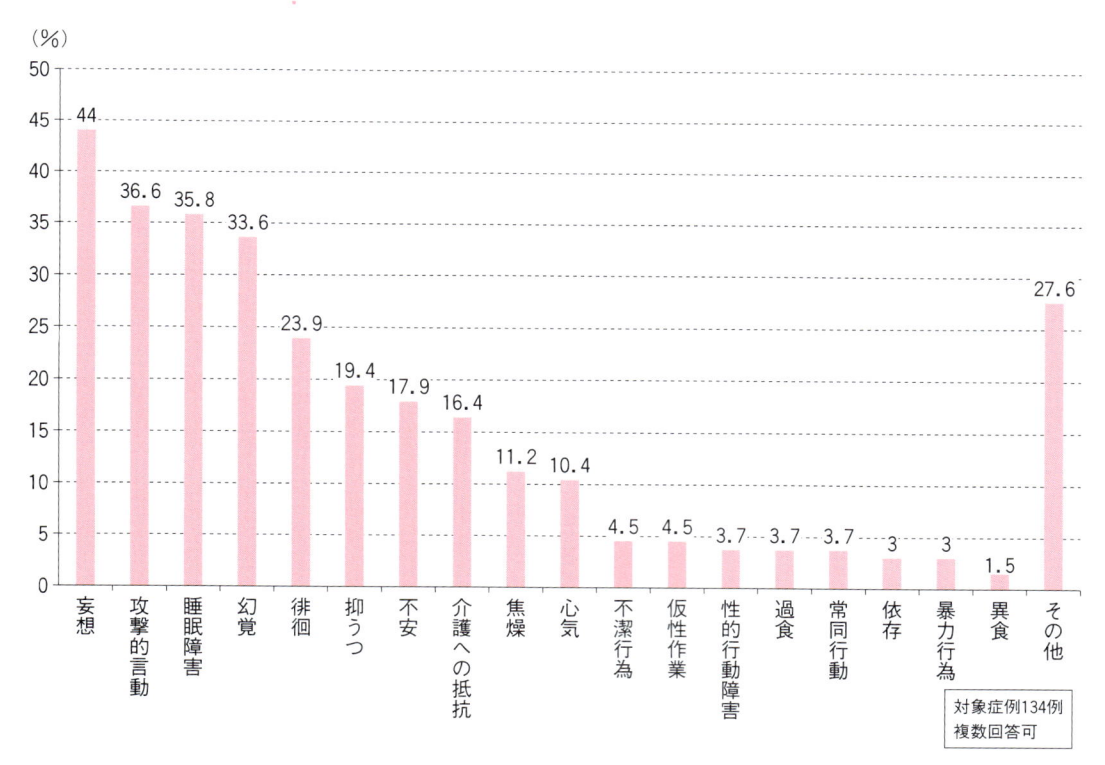

症状	%
妄想	44
攻撃的言動	36.6
睡眠障害	35.8
幻覚	33.6
徘徊	23.9
抑うつ	19.4
不安	17.9
介護への抵抗	16.4
焦燥	11.2
心気	10.4
不潔行為	4.5
仮性作業	4.5
性的行動障害	3.7
過食	3.7
常同行動	3.7
依存	3
暴力行為	3
異食	1.5
その他	27.6

対象症例134例　複数回答可

出典：『認知症の「周辺症状」（BPSD）に対する医療と介護の実態調査とBPSDに対するチームアプローチ研修事業の指針策定に関する調査報告書』ぼけ予防協会、47頁、2008年

図4－6　行動・心理症状の種類と出現頻度

しかしなかには、症状の激しさや長期にわたるため、薬物治療が試みられることもあります。その場合も、薬物投与量を少量から始めたり、短期間の投与にするなど個別性に十分な配慮をすることによって、副作用の発現を抑えて効果がみられることがあります。特に妄想、睡眠障害、幻覚、抑うつ、攻撃的言動あるいは不安・焦燥という状態に対しては、薬物療法を行うことが多くみられます。

5 行動・心理症状へのかかわり

認知症の人の内的体験

　もの盗られ妄想や徘徊などの行動・心理症状が起こり始めたときは、まずはどうしてこのような行動が起こるのか、その原因を考えることが大切です。本人が何かを伝えたいというメッセージとしてとらえてみましょう。

　これまでの介護現場では、行動・心理症状は困ったことや問題行動、あるいは困難事例としてとらえてきましたが、誰にとって問題なのか、どうして困難と考えるのかを振り返ることも大切です。これが、本人を中心としたケア「パーソンセンタード・ケア」の理念に立つ行動・心理症状のとらえ方の第一歩です。

　具体的に例をあげてみましょう。

　Gさん（女性・75歳）は3か月前に、Hさんの勤務するグループホームに入居しました。現在ではGさんも新しい環境に慣れてきましたが、夕方になると落ち着きがなくなり、たまに「家に帰りたい」と言い始めます。これがよくいわれる帰宅願望です。

　あるときはドアを開けて、職員の気づかないうちに外に出てしまい、見つからずに大騒ぎになりました。そのときは警察の協力もあって、およそ7時間ほど経ってから戻ってくることができました。

　またある日の夕暮れどき、Gさんの帰宅願望が始まりました。Hさんが「だめですよ、お願いですから私の言うことを聞いてください」と話しかけましたが、Gさんは必死になって「今帰らないとだめなんです」と顔を真っ赤にして、ドアを開けようとします。

　そのとき、Hさんはふと「どうして今帰らなくてはならないのですか」とGさんに尋ねてみました。Gさんは「今頃、小学校5

年生と2年生の子どもが学校から帰ってくるんだよ。そやから、晩ご飯まで時間があるし、何かバナナとかあんパンを用意してやらんと可哀想だ。だから早く帰してくれよ」と言うのです。

　Hさんは「そうですか。それならば帰ってあげないとね」と応えました。Gさんはこれを聞いて、なんとなくホッとした表情になりました。Hさんが自分の気持ちをわかってくれたと思ったのでしょう。

　小学生だった子どもは現在、家庭をもつ中年です。過去の体験が現実であると体験されている認知症の世界にGさんはいるのです。しかし、そのGさんの内的世界にいれば、食べざかりの子どものために早く帰宅したいという行動は普通の考えでしょう。Hさんは、その内的体験をGさんと共有したのです。それまで単に「いけません」と拒否されてきたGさんにとっても、とても大きな出来事でした。

　認知症の人が体験している世界と私たちの世界には違いがあります。私たちは「それは困るよ、こっちの世界に来てよ！」と考えてしまいがちですが、認知症の人にとっては困難なことです。ですから、私たちの世界を押しつけず、認知症の人の世界を受け入れて対応しましょう。

かかわり方の工夫

　図4-7に示すように、認知症の人の内的体験と行動には正当性があります。しかし、内的体験は認知障害に基づいているため、外見上は間違った行動と映ります。この仕組みを理解することがケアの第一歩です。

　事例にあるGさんの行動は、日々の記録から振り返ると、夕暮れどきの午後4時頃になると起こることがわかりました。そこでHさんは、夕暮れどきに「今日の夕食には肉じゃがをつくりたいのですが、じゃがいもの皮をむくのを手伝ってもらえませんか」と頼んでみました。するとGさんは、喜んで手伝ってくれて、若

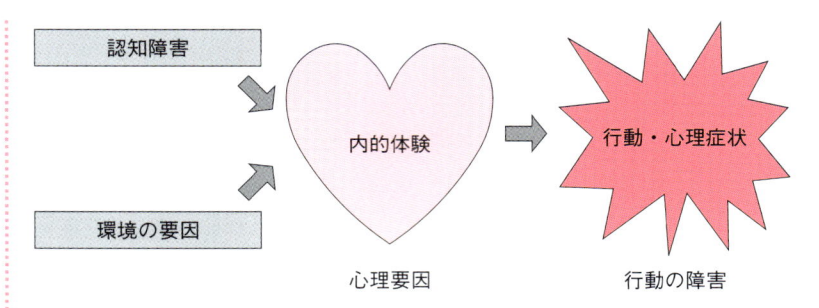

```
認知障害 ─┐
          ├→ 内的体験 → 行動・心理症状
環境の要因 ┘
             心理要因      行動の障害
```

図4−7　行動・心理症状の起こり方

い職員がかなわないほど上手でした。皆ほめるので、Gさんはとても上機嫌で夕食の支度にとりかかります。

　Gさんに居場所が与えられ、さらに役割が与えられて、そして周囲の人から高く評価されたことで、安心できる絆が創られたのでしょう。このことが行動・心理症状を減らすことになったのです。

　行動・心理症状へのかかわりには、こうした工夫が必要とされます。

6 そのほかの原因疾患

血管性認知症

　加齢に伴い脳の動脈硬化が起こり、ある程度以上進行すると脳出血や脳梗塞を起こす危険が高くなります。このために脳の神経細胞が損傷を受けると、**血管性認知症**を起こします。

　1回の脳出血や脳梗塞によって脳の組織が広い範囲にわたって壊されると、その直後から認知症になることもありますが、多くの場合は脳梗塞を繰り返すうちに、認知機能が段階的に低下して認知症になります。そのため、**多発梗塞性認知症**ともいわれます。

　血管性認知症では、病変の程度や広がりによって症状が異なってきますが、アルツハイマー型認知症と比較する（表4-2）と、記憶障害は明らかではありません。しかし、意欲や活力が減退し思考力の低下は著しく、1日中呆然として暮らす傾向があります。

表4-2　血管性認知症とアルツハイマー型認知症の比較

	血管性認知症	アルツハイマー型認知症
発症年齢・性差	60～70歳、男性＞女性	70歳以上、男性＜女性
初期症状（前兆）	頭重、めまい、耳鳴り、四肢のしびれ感、もの忘れなど	もの忘れ
神経症状	片麻痺、パーキンソン症状、歩行失調	初期には出現しない
認知症の性質	まだら型認知症	全般的な認知症
経過	階段状に低下	緩やかに進行
合併身体疾患	高血圧、糖尿病、脂質異常症、心疾患	原則としてみられない
特徴症状	感情失禁、うつ状態、せん妄	奇異な屈託のなさ、内容のない多弁、取り繕い現象
画像所見	多発梗塞像、局在性病変、脳室の拡大	全般的な脳の萎縮
基礎病変	前方型（大脳の前部領域）皮質下型（大脳の深部など）	後方型（大脳の後部領域）皮質型（大脳皮質の表面が主な病変）

症状

　脳出血と脳梗塞は急に起こるため、まとめて脳卒中と呼ばれています。大脳には、前大脳動脈、中大脳動脈そして後大脳動脈がありますが、脳卒中の症状は、どの大脳動脈がどの程度障害され、脳のどこの部分がどの程度の大きさの病変を生じたかで異なり、多様な症状になります。

　右側または左側の片麻痺や運動性失語（言語として伝えたいことを表現できない）、感覚性失語（話しかけられても言語として理解できない）がよくみられる障害です。また、うつ状態、自発性低下などの精神症状を起こしやすい特徴があります。

　血管性認知症では認知機能の障害が全体的に低下することはなく、直前のことは全く思い出せない反面、一般常識や計算力、判断力などの障害は比較的軽いです。知的能力の低下が均等でないため、まだら型認知症と呼ばれることもあります。認知障害の進行も段階的で、進行が停止したり、多少の回復を示すことがあります。このように進行の動揺性（不安定さ）が特徴です。

ビンスワンガー病

　脳卒中を起こさなくても血管性認知症になることがあります。大脳の表層の部分はたんぱく質（大脳皮質）とも呼ばれ、神経細胞がぎっしりと詰まっています。その深部は大脳白質と呼ばれ、神経細胞から出る神経線維の束がみられます。この部位に入っている細い動脈は動脈硬化を起こしやすく、血液の流れが悪くなると神経線維の周辺が障害を起こすことになります。

　白質線維は神経細胞のネットワークを構成しているため、この機能が衰退すると認知力が低下し、認知症になります。このタイプの血管性認知症は**ビンスワンガー病**ともいわれ、アルツハイマー型認知症との鑑別が難しいとされます。

診断

　診断は、入念な臨床観察（ハッチンスキーの脳虚血評価点数表など）をもとに、ＣＴ検査などを加えていくことで、適切な診断

IV 原因疾患の理解と中核症状、行動・心理症状

のアプローチとなります。

ハッチンスキーの脳虚血評価点数表とは、**表4−3**に示されるように、それぞれの点数を加算して7点以上は血管性認知症、4点以下はアルツハイマー型認知症、その中間を鑑別困難例と評価します。なお、特徴項目の局所神経症状は、頭痛、めまい、耳鳴り、四肢のしびれ感などで、局所神経学的徴候は、構語障害（舌のもつれなど）、運動麻痺、歩行失調などをいいます。

表4−3　脳虚血評価点数表

特徴	点数
急速に起こる	2
段階的悪化	1
動揺性の経過	2
夜間せん妄	1
人格保持	1
抑うつ	1
身体的訴え	1
感情失禁	1
高血圧の既往	1
脳卒中の既往	2
動脈硬化合併の証拠	1
局所神経症状	2
局所神経学的徴候	2

血管性認知症の場合：7点以上
アルツハイマー型認知症：4点以下

※出典：本間昭「痴呆はどのようにして診断するか」長谷川和夫編『痴呆の対応をどうするか？』医薬ジャーナル社、69頁、1990年

治療

血管性認知症の治療は、背景にある高血圧、糖尿病、脂質異常症をしっかりとコントロールすることが重要です。脳梗塞の多くは、動脈硬化の強い部位に血栓が形成されて起こるため、予防として抗血小板療法が用いられ、アスピリン、塩酸チクロピジン、シロスタゾールなどの薬が勧められています。ただしこれらの薬は、出血性の合併症を起こすことがあるので注意が必要です。

レビー小体型認知症

レビー小体型認知症（DLB：Dementia with Lewy Bodies）とは、脳全体にレビー小体が沈着して起こる疾患です。レビー小体とは、パーキンソン病患者の脳の神経細胞内に特有な小体（エオジン好性の封入体）として初めて報告されたものです。男性に多く、男女比はおよそ2対1です。

症状

症状は認知機能の障害、幻視、パーキンソン症状という症状に加え、注意力障害や意識の変動を特徴とします。コリン賦活薬（アリセプトなど）が有効です。転倒しやすいため、転倒予防が

生活支援のうえで重要です。
　また進行が比較的早く、初期の頃から介護が大変になるとされています。

❶認知機能の変動
　レビー小体型認知症の認知機能は変動するのが特徴です。昨日と今日といった日にち単位、あるいは朝と夕方、夜といった1日内の単位で変わります。しっかりして普通に見えるときと、漠然として問いかけても答えられない状態があります。いすに腰かけたらすぐに居眠りをしてしまうような〝日中過眠〟の状態がみられることもあります。

❷パーキンソン症状
　筋強剛、前傾姿勢、手指振戦、小刻み歩行などが出現します。しかし、典型的なパーキンソン症状は示しません。身体は硬くなりますが（筋強剛）、程度は軽いものです。
　しかし、身体全体の動きは悪くなります。足がすくんだようになり、最初の一歩が踏み出せず、歩き出すとちょこちょこ歩きになったり、身体を前に傾けて突進するように歩いたりします。またパーキンソン病のようにじっとしているときに手が震えること（安静時振戦）はまれで、茶碗を持ったときなどに震えること（姿勢時振戦）が多いです。

❸幻視体験
　実際にないものが見えます。人であったり動物であったり、景色であったりします。これらのものが、ぼやっとではなく鮮明に見えるのが特徴です。「黒い服を着た変な人が庭を歩いてくるよー」とか「ベッドの下に水が流れてきた。大変だ！」などと訴えます。
　幻視は日中より夜間に見られることが多く、暗いところでよく見られます。明かりをつけると消失します。「しっかり見てごらんなさいよ。何もいませんよ」と、注意力を高めるようにすると消失することもあります。

前頭側頭型認知症

前頭側頭型認知症は1906年、ピックによって最初に報告された**ピック病**を含めた認知症の原因疾患で、前頭葉と側頭葉に限局した脳萎縮性疾患です。周囲に対して無関心になり、脱抑制や反社会的行動などの性格変化、行動障害、言語障害が主な症状です。

多くは初老期に発症しますが、若年性認知症の約3～7％を占めるなど、まれな疾患ではありません。初期から著しい行動障害を起こすために社会適応が難しくなり、家族にも大きな負担をもたらします。

特徴

表4－4に特徴を示します。

❶自発性の低下

自分からの意思で何かをしようとする行動が極端に減ってきます。自発語も少なくなり、外部との絆を失っていきます。面接場面の質問に対しても、よく考えもしないで投げやりな態度で答えます。〝考え不精〟といわれていますが、これも一部は自発性低下と関連があるのでしょう。日常生活のなかでも冷ややかな感じで、疎通性が乏しくまったく共感が得られない状態になる人もいます。

❷無関心

比較的初期からみられますが、周囲や自分自身に対しても気を遣わなくなります。今までは身だしなみにはうるさい人だったのに何日も同じ服を着ていたり、何日も入浴しなくても気にせず、周囲への気配りもなく気分の赴くままに行動します。

❸脱抑制、反社会的行動

いすに座って話しているのに、急に立ち上がってさっさと出て

表4－4　前頭側頭型認知症の特徴

- 自発性の低下、無関心
- 抑制が効かない（我慢できない）
- 反社会的な行動（万引き、窃盗など）
- 常同行動（一定の動作を繰り返す）
- 病識の欠如

行ってしまうなど、抑制が効きません。スーパーのレジで札束を見ると、手を出して盗もうとしたり、万引きや交通ルールの無視などの反社会的行動を起こします。抑制が効かないので、衝動的に暴力行為を起こしたりします。注意されても反省もなく、同じ過ちを繰り返します。しかしこれらの行動は、自発性の低下とともに減少します。

❹常同行動

机を繰り返し叩いたり、繰り返し膝をさするなど同じ動作を繰り返す反復行動がみられたりします。決まった時間になると同じコースを散歩する**常同的周遊**なども代表的です。**常同行動**が時間軸上に展開した場合は時刻表的生活となります。言語面でも繰り返しが起こり、比較的長いフレーズを話し続けたりします（滞続言語）。

❺食行動異常

常同行動が食生活にも現われてきます。決まった食品や料理にこだわって同じ料理を毎日繰り返しつくり続けたり、大食になったりします。注意されると隠れてでも食べることをやめません。

❻病識の欠如

初期から病気であるという自覚はありません。アルツハイマー型認知症の初期にみられる、記憶低下の著しいことなどに病識をもつこととは異なります。診療に来院しても「私は何も困っていません」と平然としています。自己を客観的にみることができず、病気による自分の変化を自覚できません。

前頭側頭型認知症のケア

前頭側頭型認知症のケアについては、静かで刺激の少ない環境が必要です。本人の意思に反して行動を抑えようとすると、興奮したり暴力行為を起こします。担当職員を固定して、ケアや活動メニューについても支障のない限り固定化してみましょう。

初期の頃は記憶低下が少ないので、なじみの環境をつくり、簡単な作業から次第に複雑な作業へと慣れていくのがよいとされています。

クロイツフェルト・ヤコブ病

クロイツフェルト・ヤコブ病（CJD：Creutzfeldt-Jakob Disease）は、急速に進行する認知症の原因疾患です。クロイツフェルト・ヤコブ病の脳組織をチンパンジーの脳内に移植すると、1年後に発症することがわかっています。細菌でもなくウイルスでもない、特異な性質をもつプリオンたんぱく体によると考えられています。ニューギニアのクールー、ヒツジのスクレイピー、牛などの狂牛病とともに「**亜急性海綿状脳症**」を起こす**伝播性認知症**の一群として知られています。

多くは50～60歳代に発症します。急速に進行し、初発症状から6～12か月で死亡します。罹病率は人口100万人あたり1人前後と推定されます。患者は外傷手術の既往歴のある人が多く、角膜移植、硬膜移植、深部電極植込みと発病との関連性が疑われるものが多いとされています。歯科治療を介する感染の危険性も指摘され、臓器移植や手術機材の消毒について厳重な注意が必要です。

症状

認知障害と運動失調があり、手指のふるえや筋強剛、運動麻痺、舞踏病様運動、興奮、幻覚、妄想、意識障害、痙攣など多彩な症状が次々と起こります。最後には寝たきり状態となり、発語はなくなり、摂食もできません。

1960年代、著者はクロイツフェルト・ヤコブ病の患者を担当したことがありました。50歳代の歯科医は、ある年の正月、和服の羽織の紐が結べなくなりました。手のふるえがひどく、歯の治療もはかどらなくなりました。8月に入ると、保険請求額にミスがあると指摘を受けました。専門病院に入院中、突然痙攣発作が起こりました。脳波所見で特徴的な全般周期性同期性放電が認められ、クロイツフェルト・ヤコブ病と診断されました。その後急速に悪化し、翌年3月に亡くなりました。

病理学的には、亜急性海綿状脳症といわれるように神経細胞の変性脱落が著しく、海綿様の状態になります。これらの病変が大脳皮質、視床、小脳皮質など広範囲にみられます。

現在のところ、治療法はありません。伝播性認知症の一つである「クールー」は、食人の儀式を禁止してから消滅に向かったといわれています。

治療可能な認知症

正常圧水頭症

　正常圧水頭症（NPH：Normal Pressure Hydrocephalus）は、歩行障害、認知障害、排尿障害（失禁）という３つの症状が特徴的です。適切な対応によって症状の改善がみられる「治療可能な認知症」の代表です。

　人間の脳は、脳室で作られる髄液に浮かんでいる状態を保つことで衝撃から守られています。髄液は脳、脊髄の表面を通って静脈に吸収されるという循環を繰り返していますが、何らかの理由でこの循環が滞ると髄液がたまって脳室が拡大し脳全体を圧迫して、前述の症状を起こします。治療の基本は髄液の流れを整えるシャント手術ですが、これは比較的容易な手術で、患者にも負担の少ないものです。

　３つの症状のうち一番先に起こるのが歩行障害で、ほとんどの患者にみられます。足が思うように前に出ず、すり足になったり小刻みになったり、ふらついたりするので、パーキンソン病と診断されることがあります。しかし、内股になるパーキンソン病に対し、正常圧水頭症は足を外側に開く歩き方をします。方向転換がしにくくなったり、歩き方が遅くなったりします。

　歩行障害に加えて、物事に意欲がなくなりボーッとしていたり、集中力がなくなります。また急に尿意をもよおし、我慢できずにその場で失禁することもあります。もの忘れも起こりますが、歩行障害のほうが気になり、外出を控えるようになります。

　本来治療が可能にもかかわらず、重症化して筋力が衰えて転倒・骨折・寝たきりとなると、本来の正常圧水頭症は気づかれないまま介護が不可欠となるので、早期発見・早期治療が大切です。

Ⅳ 原因疾患の理解と中核症状、行動・心理症状

慢性硬膜下血腫

　脳は、軟膜、くも膜、硬膜という3種類の膜にカバーされ、外界からの傷害が内部の脳におよばないように保護されています。一番外側の膜が硬膜ですが、その名のとおり硬い膜で、厚い繊維性の組織から成り立っています。

　慢性硬膜下血腫とは、些細な頭の外傷をきっかけに硬膜下（硬膜と脳との間）に少量の出血が起こり、次第に大きくなって血の塊を形成するものです。この血腫が大きくなると脳を圧迫し、頭痛、嘔吐、運動麻痺、意識障害や認知障害を起こすことがあります。特に高齢者にみられます。治療は血腫を除去すると回復しますが、治療の時期を失い長期間放置していると、圧迫による脳損傷などのために回復は難しくなります。

　Ⅰさん（男性・70歳代）は、外出先で階段から足を踏み外して転倒し、後頭部を打ってしまいました。強い頭痛のため、救急病院で頭部CTを撮った結果、異常はなく一安心しました。

　ところが2か月ほど経つと、ふらつくことが多くなりました。また、もの忘れがひどくなり、人が変わったようにだらしなくなりました。

　かかりつけ医のすすめで専門病院を受診したところ、頭部画像の所見で慢性硬膜下血腫がみつかりました（図4－8）。すぐに脳外科手術を受けて血腫は除去され、健康を取り戻したのです。

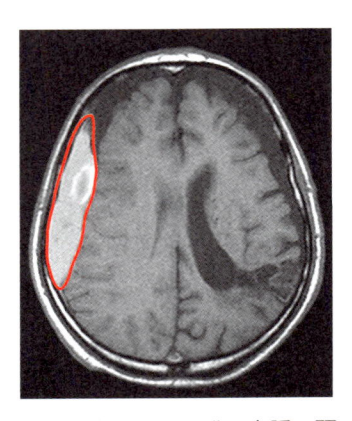

図4－8　慢性硬膜下血腫の頭部CTの画像

アルコール性認知症

　長年にわたる大量の飲酒が認知障害（**アルコール性認知症**）を起こすことはよく知られています。全国の専門治療施設で入院治療を受けているアルコール依存者にみられる認知機能障害の割合

は非常に高く、60歳以上の依存者の40%にもの忘れ以上の認知機能障害を認めたという報告もあります[22]。

アルコール依存者は長期にわたる不摂生状態により、栄養障害、脳血管障害、肝硬変、糖尿病などを起こしているため、最近ではアルコール関連疾患といわれます。アルコール依存の生活を断ち、それぞれの合併疾患の治療によって軽快することが可能です。

そのほか、脳腫瘍、甲状腺機能低下症、ビタミンB_{12}欠乏症、肝性脳症、肺性脳症などによっても認知症を起こしますが、適切な治療によって回復が期待できます。

IV 原因疾患の理解と中核症状、行動・心理症状

Column 若年性認知症

若年性認知症とは、64歳以下で発症した認知症をいいます。厚生労働省「若年性認知症の実態と対応の基盤整備に関する研究」（2009年）によると、若年性認知症は人口10万人あたり47.6人、全国で約3万7800人と推定されます。

若年性認知症の原因疾患には、アルツハイマー型認知症、血管性認知症、レビー小体型認知症、前頭側頭型認知症、アルコール性認知症、そして頭部外傷後遺症があげられます。

特徴として、老年期認知症は女性の罹患が多いですが、若年性認知症では男性が多い傾向にあります。発症から診断がつくまでにかかる時間は高齢者よりも長く、場合によってはいくつかの医療機関を経てようやく診断される例もあります。

若年性認知症では進行の早いものがあると指摘されています。症状については高齢期の認知症と本質的には変わらず、中核症状と行動・心理症状がみられます。

しかしアルツハイマー型認知症では、空間失見当あるいは地誌的失見当がより明確に現われます。自室やトイレ、ベッドの位置がわからない、診察が終わっても出口がどこにあるのかわからなくなり室内をウロウロするなどです。ほかの認知機能はそれほど低下していないのに、不相応に著しい失見当がみられることがあります。

神経内科症状としては、筋緊張亢進、筋強剛、歩行障害などがみられます。若年性のアルツハイマー型認知症には、進行を緩やかにするドネペジル塩酸塩（アリセプト）が用いられます。これはレビー小体型認知症にも有効とされています。

課題としては、若年性認知症の当事者は働き盛りの現役世代であり、病気のために仕事に支障をきたして解雇されるなど経済的に困難な状態に直面することです。配偶者が介護する場合も、自身の仕事がままならず、身体的、精神的に大きな負担を強いられることになります。

老年期認知症は身体の老化が表面に現われるため、認知機能の

低下が周囲の人に理解されやすいですが、若年性認知症では、外見的には働き盛りの年齢であることから、周りの人から奇異にみられることがあります。本人や家族が周囲からのストレスに耐えていかなくてはならないことも、若年性認知症の課題です。

　公的サービスとして、40歳以上であれば、（一部の原因疾患を除き）介護保険を利用することができます。通院医療制度を補助する自立支援医療制度、精神障害と身体障害が対象となる障害年金制度、在宅で生活していくための日常生活自立支援事業もあります。

　また愛知県大府市にある社会福祉法人仁至会認知症介護研究・研修大府センターに**若年性認知症コールセンター**が設置されていて、無料の電話相談を受け付けています。

電話番号：0800－100－2707
時間：月曜日〜土曜日の10時〜15時

V

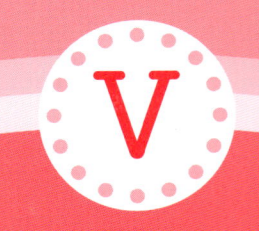

家族への支援

在宅に限らず、施設や病院においても、認知症の人を支えていくためには家族の協力が不可欠です。
そのためにも、家族自身を支援する視点をもちましょう。

1 家族支援の視点

心の痛みに気を配る

　認知症の人が頼りにしているのは、ともに暮らしている人です。多くの場合、家族になります。介護している家族が疾病にかかったり、急にいなくなった状況は、認知症の人にとって生活の危機を迎えることになるでしょう。専門職も、事の始まりから最後まで介護する家族を協力者として頼らざるを得ないのが現実です。

　ところが家族は24時間365日、認知症の人を支えていかなければなりません。特に単独で介護する状況になったときには、そのストレスは次第に蓄積されていきます。中核症状にあわせて行動・心理症状が加わってくると、その症状に向き合う家族の心は傷つきます。そして慢性の心身疲労状態になっていることがあります。

　介護する家族への対応や面接も、このことに留意しましょう。「これからどんなことが起こるのでしょうか」「何回も同じことを尋ねてきますが、どうしたらいいのですか」など、日常の対応について細かく質問してきますが、労をいとわずに答えることです。ちょっとした優しい言葉や温かい気持ちをもった表現が、癒しの効果をもつのです。単に事務的に説明したことなどが、家族に冷たい印象を与えてしまうことがあります。介護する家族と会う際には、こうした心の痛みに気を配りましょう。

　この原則は、医師や介護職だけでなく、医療施設やケアの事業所などの職員全体に周知しておく必要があります。家族は診察にあたってさまざまな反応をしますが、認知症の人の今までとは異なった行動や態度に困惑し、あるいは手を焼いて対応に苦慮し、拒絶的になっていることがあります。反対に、本人に対して同情的になり、すべてを代行してしまう過保護な態度をとる家族もいます。

2 家族理解のポイント

認知症のもつ特異性を理解する

　認知症は完全に治ることが難しく、また長期にわたって進行していくことが多いため、家族は心理的なストレスに悩むことになります。自分から訴えることは少なく、目には見えず客観性に乏しいことも特徴です。

　暮らしのある一場面で行動の障害として起こるため、一見すると偶発性という特徴がみられます。今日はよくても翌日は予期しない興奮状態になったりします。認知症のもつこのような特異性に、家族は常に対面していることに留意しましょう（表5-1）。

表5-1　認知症のもつ特異性

1. 長期にわたり進行するものが多い
2. 自分から訴えることは少ない
3. 目に見えない状態。客観性に乏しい
4. 個別性が高い
5. 生活に関連して行動障害を起こす

受け入れる困難性を知る

　認知症の特異性に関連して、身内の場合は病気として受け止めることが難しいです。「財布がなくなった」と思った当事者は、犯人を「嫁」や「息子」や「孫」と言ったりしますが、家族は混乱した当事者の発言を病気によるものと受け止めることができません。「私への嫌がらせだ」「いじめだ」と思い込む家族もいます。認知症の人の起こす行動の障害を病気の表現としてとらえないと、家族のイライラ感やストレスはひどくなるばかりです。

　あるいは認知症という病気の発症を自分たちがあまり構わなかったためと考えたり、介護をしている自分たちの接し方の悪さのためと責任を感じて落ち込んでしまうこともみられます。

コミュニケーションの課題の理解

　認知症の人の特徴に、普通にあいさつができるなど、表面的には異常がないようにみえる状態があります。認知症の人は、24時間一緒にいる介護者に見せる顔と、ほかの家族に会ったりするときの状態が違うこともあります。

　二言三言会って話しているときにはっきりと現われないので、認知症の人の症状による介護の大変さが、同居していない息子や娘にはわからないことがあります。このような場合、直接の介護者は「そんなに悪くないじゃない」と、介護の大変さを周囲に理解してもらえず、もどかしさを感じ、ときには孤立した状態になります。

対応の不適切さの理解

　家族の介護や態度そのものが、かえって認知症の人の状態を悪化させている場合があります。

　食事の支度を手伝ってもらっても、本人の失敗が重なると、家族は「どうせ、何をやらせても失敗するのだから」と、何もさせないようにする態度でかかわることが多くなります。このような場合、本人は怒りっぽくなったり、被害的になったりするなど、状態が悪化する傾向があります。

　計算の能力を改善しようとして算数のドリルをさせるなどの訓練的なかかわりは、本人にとってストレスの強い状況をつくり上げます。このような環境は、行動・心理症状を生み出しやすいといえます。介護をしている家族のなかにはこの点に気づかず、一生懸命かかわればかかわるほど悪くなるという悪循環に陥っていることがみられます。

Ⅴ 家族への支援

3 家族の気持ちを知る

移り変わる家族の気持ち

　介護する家族は、本人の認知症の症状が進行するにつれてさまざまな体験を重ねていきます。医師の診断を受けて認知症と知らされたときの驚きと落胆、これから先どんなことが起こるのかといった不安、さらに本人の病状が進行していくにつれて、家族の心は揺れ動きます。

　特に中核症状に加えて行動・心理症状が現われてくると、その症状に向き合わなければならないストレスが加わります。一つひとつの出来事が大きなストレスを起こさなくても、来ては返す波のように家族の心に負担がかかることで、いつしか家族の心は、岩が次第に崩れ始めていくかのように傷つきます。

　時間の経過にともない、家族の心は**表5-2**のように移り変わっていくと考えられます[2]。認知症の人を見送った後、傷ついた心が癒されていくことで、今一度自分の人生をしっかり見つめて自分なりに生きていくことができる時期を迎えることになります。

表5-2　介護する家族の心の変化

1．驚愕の段階 　驚き、びっくりして戸惑う時期です。一緒に暮らしている家族は、「何かこの頃は少し違ってきたな」と、本人の言動から「普通でないな、これまでと違う」と感じていることが多いといわれます。しかし、まさかと思う気持ちがあるかもしれません。医療機関を受診したとき、そして診断を告知されたときにはショックを受けて当然です。その時期が驚愕の段階です。 2．否認の段階 　否認は、驚愕と同時に起こる心理です。「いやそんなはずはない」と、初診の際に医師に向かって抗議する本人や家族がいます。「先生の誤診でしょう」と否定する場合もあります。 　認知症自体は、ほかの疾病のように自覚的には苦痛はなく、運動障害のように目に見えることはないため、驚愕のショックが治まると、特に初期のころは病気を忘れたように心のメカニズムが働くのでしょう。ですから、家族が認識不足で理解力に乏しいと思わないようにしましょう。 3．怒りの段階 　現実には、繰り返して起こる認知症の人の間違い行動に直面している

と、家族は否認することができなくなります。すると家族の心には、怒りの感情が起こってくるのです。熱心なケアをする人ほど、自分に向けられた誤解や攻撃的な暴言を体験すると、怒りの気持ちがたまってきます。ときには我慢できずに認知症の人につらくあたったり、虐待行為におよぶことがあります。

4．抑うつの段階
　次は抑うつ状態の段階です。介護ストレスが長く続くと、一生懸命にかかわる介護者ほど体力を使い果たし、燃えつきてしまうのです。夜も不眠が続いたり、食欲がなくなり疲れやすくなります。気分は落ち込んで絶望的になり、自分を責める気持ちになってしまい、自殺を考える人もいます。

5．適応の段階
　「怒り」もしくは「抑うつ」の段階のときに適切な介入がなされ、支援を受けることができたときには、適応の段階に入ることになります。怒ったりイライラしても仕方がないと、あきらめの気持ちも体験することでしょう。そして、なるようにしかならないと開き直る気持ちを体験する人もいるでしょう。時には「よくやっていますね」とほめられた一言が強い支えになります。

6．再起の段階
　最後に、認知症の人をありのままに受け入れる対応ができるようになります。認知症の人が体験している世界を理解して、それを認め、認知症の人に対する慈しみやいとおしさを体験します。介護の体験を、自分の人生において意味あるものとして位置づける考えが生まれます。

　このような段階は一度きりのサイクルではなく、何回も繰り返して体験されることでしょう。認知症の進行にともない、これまでになかった症状に出会うたびに、家族の心は「適応」「再起」できているように思っても、再び「否認」や「怒り」の段階に逆戻りしていきます。そのたびに何回でも、専門職の支援が必要になります。

Ⅴ 家族への支援

4 家族支援の実際

医学的知識の提供

　家族は認知症について、どんな病気なのか、これからどんな状態になるのかという不安を強くもっています。一人ひとりの認知症は個別的です。介護職は、アルツハイマー型認知症、血管性認知症、レビー小体型認知症などの原因疾患についておよその特徴の知識をもって家族に提供し、進行の予測についても、担当医師と相談して、現在と将来の問題について家族とともに考えることが期待されます。

個別的な介護方法の提供

　介護方法の指導には、認知症の人の状態に合った個別的な指導をすることが望ましいです。記憶力の低下や理解力が失われ、直前に説明したことが伝わらない認知症の人もいれば、ある程度理解する能力をもっている人もいます。性格の傾向や習慣も異なるため、その人に一番適切な介護方法を家族とともに考える姿勢が大切です。

心理的なストレスの軽減

　認知症の人を支える家族の負担感は、身体疲労とともに日々絶え間なく体験することでしょう。このため、心理的なストレスが蓄積されることになります。悩みや相談を受けてくれる身内がいな

表5－3　介護ストレスの予防

| 1. 自分の体調を整える。食事と睡眠が大切 |
| 2. 一人でかかえこまない。外からの支援を求める |
| 3. 完璧を目指さない |
| 4. 息抜き、リフレッシュなどをもつ |

かったり、行動・心理症状が起こってくると、心理的ストレスは強くなります。担当する職員は、家族の悩みや不満を聴くことが大切です。表5－3に介護ストレスの予防の原則を掲げました。参考にしてください。

家族内の介護協力者との調整

　主な介護者（あるいは直接の担当介護者）は、ときには同居している家族にさえ、介護の大変さを理解してもらえないことがあります。これは、認知症が表面的にはわかりにくいことによるのでしょう。日常的なあいさつや簡単な会話は、認知症が進行した人でも可能なことがあります。

　限られた時間のみ接している家族（日中は外で働いている配偶者など）は、残されているこれらの一面ばかりに注目して、「まだ大丈夫ではないか」と、24時間介護にかかわっている介護者のストレスを理解しないことがあります。専門職の間でも、同じようなことが起こらないとは限りません。十分な調整が必要です。

地域の医療・福祉資源との連携

　認知症の人と家族を対象とした地域資源、地域包括支援センターや福祉事務所、保健所、かかりつけ医の診療所、病院などの横の連携は不十分なことが多く、家族にとって利用しにくいことがあります。さらに、こうしたサービスについて介護者が十分に知らないこともあります。家族の相談にあたっては、今の時点でどのようなサービスを利用できるのかを伝えることが大切です。

　家族でなければわかりにくい悩みを理解して支援する組織として、公益社団法人**認知症の人と家族の会**があります。全国の45の都道府県に支部をもつ支援組織です。認知症の人と家族の会では各支部にコールセンターを設置して、電話相談を行っています。

5 家族支援の留意点

問題点を明確にする

　相談に訪れる家族は、さまざまな内容を訴えます。しかし、すべての家族が、相談したい内容を明確に述べられるとは限りません。家族自身も問題点がはっきりせず、職員はその苦労話に際限なく付き合うことになりかねません。

　認知症の人の介護は大変という背景には「自分の時間がもてない」という苛立ちや「もっと介護のつらさをわかってほしい」という不満があることが多いのです。家族の相談を効果的に進めるためには、早い段階で担当職員が個々の家族にとって一番引っかかっている問題の根本を明らかにすることです。この点を明らかにしないと、具体的なアドバイスを行うことはできないでしょう。

介護方法を否定しない

　今までしてきた家族の介護方法に問題がある場合でも、すぐにはそのやり方を否定しないことです。認知症の人の介護では、介護者の否定的な対応が障害などを増悪させる傾向があります。しかし特に相談の初期の段階では、その対応を否定しないことが望ましいです。

　家族が行っている介護は、それぞれ何らかの経緯があって、仕方なく選択された方法であることが多いです。そのような方法に至るまでの家族の心情に配慮することが大切です。望ましいと考えられる方法を提案する際も、まずは「今まで本当によくやってこられましたね」など、これまでの努力を評価することです。

認知症の人のもつ力に目を向ける

　認知症の人のできないことに目を向けるのではなく、保たれている能力に働きかけ、能力を失わせないように援助することを指導します。家族にとっては、本人のできなくなった能力に関心が向きやすいものです。このような注意の向け方が極端である家族の多くは、しばしば指示的で、教育指導的なかかわりが多くなる傾向があります。マイナスな点にばかり目を向けるのではなく、残された能力、少しでもできる点に目を向けましょう。

なじみの環境づくり

　認知症の人にとってストレスの少ない環境づくりが大切です。認知症になり記憶の低下や場所の失見当などがあると、新しい環境や複雑な対人関係が非常なストレスとなって、行動障害を起こす下地になります。例えば個室があって近くに居間があり、トイレやキッチンなどの暮らしに必要な空間もまとまっている少人数の利用者に対応するグループホームや宅老所は、認知症の人にとっては適応しやすい環境です。自宅においてもトイレの場所がわからない場合には、廊下などに目立つ案内板で明示しておくのもよいでしょう。

　また、孫が家に呼んだ友人達と楽しく遊んでいると、認知症の人は混乱して落ち着かなくなることもあります。認知症の人がいつも座っている場所は、安心感のある居場所になっていることが多いものです。

介護者の健康管理

　認知症の人を介護することは、かかりきりになっている状態が続く状況になりやすく、介護者は自身の健康にまで気が回らないことが多いのです。「私が頑張らなくてはいけない」という思いにとらわれ、常に認知症の人のことを優先して考えてしまいます。

しかし介護者も、高血圧や心疾患、腰痛など健康が損なわれている場合、その健康管理は重要な課題です。介護者の重篤な不健康は、認知症の人にとっても生活の危機になります。介護者自身が、身体的にも心理的にも健康であることが大切です。相談を受ける専門職は、介護者の健康を守ることにも留意しなければなりません。

6 行動・心理症状への対応のアドバイス

認知症が進むとさまざまな行動・心理症状がみられます。本人の性格や生き方、状況によって対応もさまざまで、決まった対応はありません。次にあげるのは1つの例です。家族から質問を受けた場合の参考にしてください。

もの盗られ妄想

初期から現われやすく、身近で介護する人は苦労します。認知症の人は貯金通帳や財布、現金、アクセサリーなど周りのものをしまい忘れたり、置き忘れたりします。自分にもの忘れがあるという自覚がないために、人に盗られたと思い込みます。

特に、直接介護している身近な人に疑いをかけます。「盗っていない」と言っても、本人は納得しません。現実に「もの」が見当たらないからです。否定したり説得しようとすると、かえって不信の念を強めます。ですから、「もの」がないという事実を受け止めて、一緒に探すことが第一です。

行動をよく観察していると、その人によって「もの」を隠す場所が決まっています。例えば、ふとんの間や枕の下などです。一緒に探すときに、介護者が探し出して「ここにあるじゃないの」などと言うと、「あんたが持って行って、そっと返したんでしょう」と言われてしまいます。

ですから、本人の手で探し出すように誘導します。例えば「たんすの引き出しを見ましたか」「押入れを見ましたか」などと声をかけると、自分から必死になって探します。自分の手で探し出したときには、介護者のせいにすることは少ないようです。大切なものが見つかった喜びで、時には「ありがとう」という言葉が戻ってくることもあります。

徘徊

　場所についての失見当があると、現在の位置や目的とする場所がわからなくなり道に迷ってしまいます。家から出て行ってしまった認知症の人は、介護者の目の届かない場所で予期しない外傷を受けたり、時には山林に迷い込んで不帰の人になりかねません。

　外出しようとした場合に無理に止めようとすると、激しく興奮することもあります。「お茶を飲んでからお出かけください」と言い、テレビをつけたりしてほかのことに注意を向けたり、「ご飯の支度をしますから、召し上がってから行ってくださいよ」などと引き止めるのもよいでしょう。

　「私も用事があるから途中まで一緒に行きましょう」と一緒に散歩で一回りして家に戻る工夫もよいと思います。

　しかし、いつ迷子になるのかは予測がつかないため、近所の人や交番、商店の人たちなどにお願いして、一人で歩いているのを見かけたら声をかけてもらい、引き止めてもらったり、連絡してもらえるようにしておきましょう。衣服に名前や連絡先を記入しておく工夫も必要です。

たそがれ症候群

　認知症の人は夕方になってくると落ち着きがなくなり、不安やいらいら感が起こることがみられます。これは、一日中よく理解できない状況のなかで不安や緊張感をもって暮らし、夕方になると疲れてくるためといわれています。

　一方介護者も、夕食の準備などでせわしくなり、配慮が十分でなくなります。さらに、夕闇がせまり学校や外から家族が戻ってきて、家の中の雰囲気が変わります。認知症の人は、自分の家にいるのに違うところにいると思ってしまうようです。

　「お世話になりました」「仕事が終わりましたので帰らせていただきます」「子どもが帰ってくるから、私もそろそろ帰るわ」と言っ

て、家から出て行こうとします。ある家族は、こうしたときに何かすること、例えばもやしの根を取るのを頼んだら落ち着きを取り戻したそうです。このように、安心感をもてる居場所を用意してみるのもよいでしょう。

夕暮れどきの不安や焦燥感は1、2時間で治まります。夕食が終わると、ほとんどが落ち着きます。不安や焦燥感を軽くするためには、夕食前のひとときを本人と家族が一緒に過ごせる配慮が必要です。そのためにも、本人が不安になる時間は一緒に過ごすようにします。もちろん介護者一人で頑張らず、家族の協力を得るようにします。

興奮や攻撃的行為

興奮して暴言や暴力といった攻撃的行為を起こすときには、なんらかの原因があります。例えば本人にかかわる人にプライドを傷つけられたり、話や考え方に行き違いがある場合などです。その他体調が悪かったり、不安や恐怖を体験したときに起こります。

認知症の人は「私はこうしたい」という自分の意思表示ができません。一方家族は、困った行動をなんとかやめてもらおうと必死になります。難しい対応だと思いますが、ゆったりとした気分を取り戻すように対応します。家族自身が怒ってしまえば、興奮や攻撃行動はさらに強くなります。決して介護者を困らせようとして行動しているのではありません。認知症のつらく苦しい思いを理解するようにします。

興奮したり攻撃的な本人に介護者が背を向けたり無視することは、事故にもつながります。原因が思い当たらないときや介護者の手に負えないときは、医師に相談し、薬による治療も必要です。適切な治療で本人の苦しみは軽くなり、介護者も楽になります。

性的な行動

認知症の人のなかには、抑制力の減退や人格の変化、周囲の人

と自分との関係が不確かになったときなどに、介護者や家族を困らせる性的な行動をとる場合があります。人前で服を脱いだり、ところ構わず卑猥なことを言ったり、嫁や娘、息子を配偶者と間違えて性行為を求めるなど、内容はさまざまです。性的欲求は認知症の後期になっても残ります。性的な関心をもつことは、人間本来の生物学的欲求としてむしろ自然なことと考えて対処するのが大切です。

　認知症に限らず、高齢期の性は、若いときのような性行為よりも、手を握ったり言語による表現など心理的な行為が多くなります。人との交流が少ない寂しさを解消する試みと考えられる場合もあります。「だめですよ」ときっぱりと微笑みとともに拒否するのもよいと思います。場合によっては医師への相談をすすめます。

　逸脱した性的な行動が原因で介護者や家族が著しいストレスを受けている状態が続くのであれば、施設での生活を選ぶことも選択肢の1つでしょう。

せん妄※

　夜眠らずに寝ぼけたようになり、壁にかけてある衣服を見て泥棒と勘違いしたり、枕元にあるスタンドを赤ん坊と見間違えて大騒ぎします。しばしば夜間に起こるため、**夜間せん妄**と呼ばれます。

　せん妄状態で脅えたり興奮しているときは、思わぬ事故が起こることがあります。不安や恐怖、困惑の強い時期は本人に付き添い、一人きりにさせないようにします。施設でも本人を常に視界に入れて、事故の防止に配慮しなければなりません。

　せん妄状態のときは、静かな環境で過ごせるように配慮します。不安や混乱を軽減させるためには、折に触れて現実を知らせることも大切です。例えば、介護者の名前を伝えたり、夜であることを知らせます。幻覚のあるときは、それが何であるかを伝えたり触れてもらいます。空間を明るくし、本人の不安を取り去ることも大切です。

※通常は行動・心理症状に含まれないことが多い

認知症に限らず、せん妄の状態は心臓疾患や脳血管障害、感染症、糖尿病など重篤な身体疾患を原因とすることがあります。できるだけ早く医師の診察を受けて、原因疾患の治療を行います。

介護者への拒否

認知症になると、日常の生活を自立して行うことができなくなっているのにそれを自覚できないため、介護者が援助しようとすると手を払いのけて拒否をすることが起こります。排泄を失敗して自分で始末できないのに、介護者には一切手を触れさせない人もいます。

介護者を拒否するのは、発病する前からのお互いの関係や性格も影響します。本人が困っているとき、余分な言葉がけは控え、温かい気持ちで手を差しのべるようにします。やさしい仕草を感じとり、穏やかな気持ちの交流が生まれてきます。

訪問に来たヘルパーに「知らない人が家の中を勝手にかきまわす」と言って騒いだり、「女を連れてきた」と言って夫に怒ったりすることもあります。説明しても納得しない場合には、家族は「この人は友人で、今日は遊びにきた」と話し、一緒にお茶を飲むなどの工夫をしてみることです。

①食事の拒否（拒食）

毎回規則正しく食事を摂取してくれると安心です。しかし、些細なことで食事を拒否することがあります。一度拒食があっても、次の食事をとるようであれば心配しなくてもよいでしょう。拒食が何回も続くと、栄養状態の衰えや水分不足から余病（よびょう）を起こしたり、寝たきり状態になったりします。

拒食の原因としては
・身体の調子が悪いときや発熱しているとき
・うつ状態で食欲の低下があるとき
・義歯が合わないなど口の中のトラブルがあるとき
・ほかのことに心を奪われているとき

V 家族への支援

・食べ物であることがわからないとき
・食べ方を忘れているとき
・すでに食事をしたと勘違いしているとき
・介護者の食事の勧め方が適切でないとき

などが考えられます。

　拒食をしたときは、まずは体調を崩していないか十分に観察します。いつもと様子が違うときは、かかりつけ医や看護師などに相談してください。口内炎を起こしていることもあります。口腔内の粘膜や舌が異常に赤かったり、白いおできのようなものができているときは、医師に相談しましょう。

　うがいができない人には、食後必ずお茶や水を飲んでもらい、口の中の清潔が保たれるようにします。介護者や周囲の人の言葉がけによっては、些細なことでも自尊心を傷つけられ、食欲に影響することがあります。食事中は叱ったり、こまごまと注意しないようにします。ほかのことに心を奪われているときには「昼ご飯ですよ」と現実の状況を知らせて、食事に気持ちが向くようにします。

　入院や入所など急激な環境の変化で混乱しているときには、テーブルに座って食事をするのが困難になることもあります。環境に慣れてくると、落ち着いてテーブルについて食事をするようになります。

②入浴の拒否

　入浴を拒否する人に対しては、その理由を探り、原因に応じた入浴の誘導を考えていきます。長期間入浴をしない状態が続くと「何が何でも入浴させたい」という思いになり、入浴を拒否する当事者の気持ちを無視する場合があります。

　ですから、日中の入浴では「温泉に入ってみましょう」と誘ってみます。温泉であれば時間に関係なく入るため、すんなりと入ってくれる場合もあります。

　また、入浴を勧める人が変わると入ってもらえることもあります。用心深い人は、風呂に入っている間に、脱いだ衣類がなくなっ

てしまうのではないかと不安になるために入浴したがらない場合もあります。また、入浴中に怖い思いをしたことから、入浴を嫌うようになった人もいます。認知症が重度になると、「風呂に入りましょう」と言われても何のことか意味も理解できず、どう行動すればよいのかがわからなくなります。

　入浴の方法をすっかり忘れている場合は、衣服を着たまま浴室に誘導して、足元に湯をかけて、入浴の方法を思い出してもらいます。認知症になっても感情は衰えないので、下着を脱ぐことに恥じらいを示すことがあります。その場合、面と向かって脱がせるより、後ろから脱がせるようにします。そして手にタオルを持ってもらい、前を隠せる配慮も必要です。

　どうしても入浴を嫌う場合や、介護者が高齢であったり虚弱で入浴介助が無理なときには、デイサービスでの入浴や訪問入浴サービスなどを利用しましょう。

Ⅴ 家族への支援

7 認知症になってもだいじょうぶな町づくり

認知症を知り 地域をつくる

　2005年、厚生労働省は今後10年間にわたる「認知症を知り　地域をつくる」キャンペーン構想を開始し、政財界、企業団体、医療および福祉関係機関、有識者などから構成される「認知症になっても安心して暮らせる町づくり100人会議」が立ち上がり、キャンペーンを推進することになりました（図5－1）。

　町づくりの第一歩は、認知症を知ることです。そこでまず、認知症のことを理解して、本人を支える人を**認知症サポーター**として100万人を養成することに着手しました。2010年3月現在、認知症サポーターは全国で170万人に達し当初の目標を達成し、現在は2015年までに400万人養成することを目標としています。

　また、地域のなかにあるかかりつけ医、病院などの医療機関、デイサービス、宅老所、グループホーム、特別養護老人ホーム、地域包括支援センターなどの地域資源の地図を作成して戸別に配布するのも、地域づくりの方法です（図5－2）。

　「『認知症でもだいじょうぶ』町づくりキャンペーン」では、認知症でもだいじょうぶな町づくりを行っている個人、あるいはグループから活動を毎年公募し、モデルとして決定・公表すること

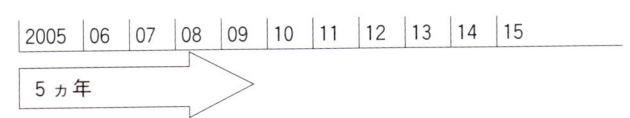

| 2005 | 06 | 07 | 08 | 09 | 10 | 11 | 12 | 13 | 14 | 15 |

5ヵ年 →
- 認知症を理解するサポーターが100万人
- かかりつけ医を中心とした医療ケアチーム
- 助け合い、ケアのネットワーク
- モデル地域の創出

10ヵ年 →
- 認知症の人が安心して暮らせる地域（町）が全国に広がる

図5－1　認知症を知り 地域をつくる10ヵ年キャンペーン

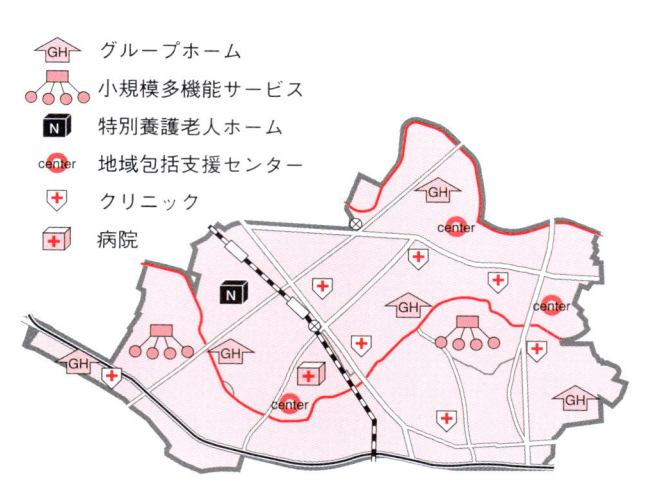

図5−2　地域資源マップ（モデル）

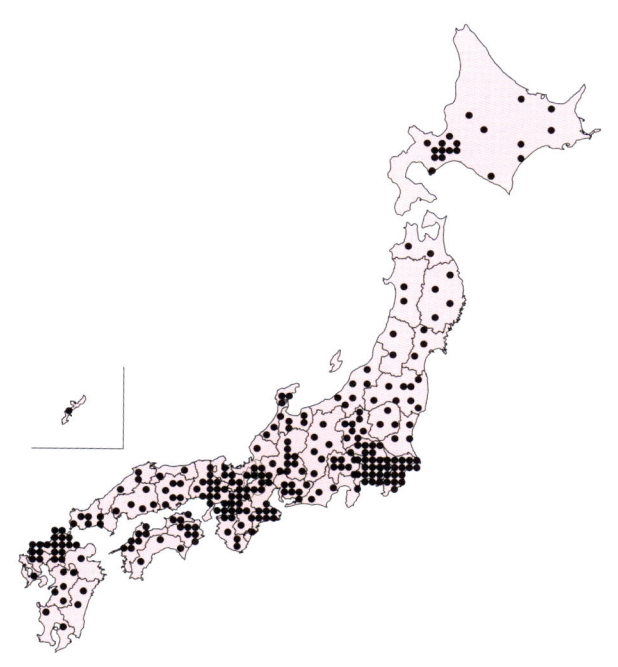

図5−3　町づくりキャンペーンに全国から寄せられた応募（活動）

を行っています。公募には2004年度から2009年度までに、全国から346の活動報告が寄せられています（図5−3）。

　超高齢時代の今日、認知症の人を支える町づくりは必然的な流れであり、認知症対策の最終目標といえます。今後も継続され、一部の地域に限定されず全国に広がりをみせることが重要です。

V 家族への支援

町づくりの実践例

　ここでは、認知症になっても暮らしを続けるための活動事例をいくつか紹介します。

　福岡県の大牟田市認知症ケア研究会（代表：大谷るみ子）は、子どもたちに向けた認知症を理解するための絵本づくりを行いました。認知症の人の暮らしぶりを、孫の目からみた物語として絵本にしたのです。

　研究会の運営委員が物語を書き、挿絵は子どもたちが物語を聞いて描きました。そして絵本を通じて認知症の理解を深め、いたわりの心と支援を働きかける活動に使っています。この絵本は小・中学校にも配布され、学校の先生や保護者を通じて広がっています。また、地域認知症ケア教室や町づくりセミナーなどでのテキストとして活用され、認知症の人が安心して暮らせる町づくりを目指しています。

　この町づくりの取組みは、「大牟田市ほっと・安心（徘徊）ネットワーク」事業として発展し、活動を続けています。徘徊模擬訓練には、市役所、警察署、消防署、介護サービス事業協会、民生委員、児童委員、タクシー協会、土木事業所、学校など幅広い市民（約100団体200人）が参加するなど、広がりをみせています。

　愛知県東海市では、認知症の人と家族の会愛知県支部（代表：尾之内直美）が、認知症介護家族への支援講座として「家族支援プログラム」を立ち上げて「町づくり」の活動をしています。この活動が基盤となったものが、認知症買い物セーフティーネット普及事業「認知症になっても安心して買い物ができる地域づくり」を展開です。

　これは「買い物安心マーク」を公募・決定して、マークをつけるスーパー、コンビニ、商店などでは認知症の人が安心して買い物ができるというサインを発信することで、買い物を通じて地域のなかで認知症の人と家族を見守る支援ネットワークが生まれる

ことを期待して、普及活動を続けています。

東京都町田市では、社会福祉法人町田市福祉サービス協会おりづる苑せりがやが「若年性認知症デイサービス『おりづる工務店』」の取組みを行っています。

認知症になっても今までの社会経験を活かして働きたい、人の役に立ちたいという若年性認知症の人の切望を受けて、デイサービスのなかに「おりづる工務店」を設立。市役所や保育園などの協力により、外部から仕事を受注しています。

介護保険サービスの一環として活動しているため無償ボランティアとなっていますが、（認知症になっても）「人の役に立てる、それがうれしい」と、おりづる工務店での勤務を楽しむ声が上がっています。

現在の介護サービスは主に高齢者を対象としているため適切な支援サービスがなかったり、軽度の時期は働きたいという本人のニーズが強いこと、経済的な支援が必要なことなど、課題は山積しています。おりづる工務店のような独創性のある町づくり活動が継続できることが期待されます。

厚生労働省は2007年度に**認知症地域支援体制構築等推進事業**を立ち上げ、各都道府県内にモデル地域を設定し、支え合いのネットワークづくりを推進しています。全国的に町づくりが行われるためには、行政側の対応が欠かせません。

日本は長寿国のトップランナーであり、今後、モデルのない挑戦が続きます。認知症の対策については、特にアジア諸国から注目を集めています。財政状況の厳しい昨今、町づくりキャンペーンにも多くの課題が山積していますが、認知症になっても高齢者が尊厳をもって住み慣れた町で暮らしていくことができれば、新しい文化を創ることになるでしょう。

> # VI

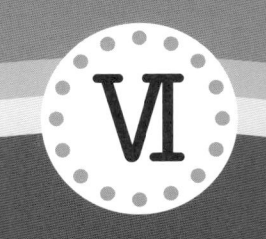

認知症の薬物療法と非薬物療法

認知症の症状は画一的なものではなく、治療反応（効果や副作用）に個人差が大きいのが特徴です。

本章では、現在日本で使用できる抗認知症薬と、行動・心理症状への薬物療法について紹介し、さらに非薬物療法についてお伝えします。

1 薬物療法の原則

生理機能の変化

　一般に高齢者は個別性が著しく、加齢による変化も人それぞれです。特に生理機能の変化は、薬物療法に大きな影響をもたらします。生理機能の変化として明らかなものは、次の3点です。

①水分量の減少

　高齢になると、体内に水分を保持する能力が低下します。「加齢は水分減少」といわれるように、全身から水分が失われています。それを補うために水分を摂取すると、保持力が減少しているために、むくみや頻尿として現われます。

　また、脱水も単純な水分不足だけでなく、水分とともにミネラルが失われる低張性脱水がみられます。この場合、水分を補うことでさらにミネラル濃度が薄まってしまうという問題があります。薬物療法に際して、体内の水分の減少は、体内で薬の濃度が「濃い」状態になる可能性を意味します。

②脂肪の減少と局在化

　高齢になると、全身の脂肪量が減少していきます。特に皮下脂肪の減少が明らかです。しかし、内臓脂肪は増加する傾向にあり、肝臓など一部の臓器に脂肪が大量に局在するようになります。

　薬剤には、脂肪組織への蓄積やそこに移行しやすいものが多くみられます。脂肪に薬剤が溜め込まれると、血中の濃度が薄まり、目的とする場所に薬剤が一定の濃度で届かなかったり、あるいはいつまでも身体の中に薬剤が残ったままになることがあります。

③肝臓・腎臓などの代謝機能の低下

　薬物のほとんどは、肝臓もしくは腎臓によって分解代謝されま

す。薬物は、主に肝臓で代謝されて尿もしくは糞便中に排泄されるものと、腎臓で代謝されて尿中に排泄されるものに大別されます。

　そのため、腎臓あるいは肝臓の機能低下は、薬物の体内動態に影響を与えることになります。例えば、薬物の血中濃度を高めて、薬物の有害反応が起こりやすくなります。

　そのほか、消化管活動の低下により、臨床作用の開始を遅らせるとともに、持続時間を延長させます。そこで通常、成人量の3分の1〜2分の1の量から開始し、次第に増量するのが原則です。

　定常（変わらない）状態となった後も、体内に薬が蓄積しやすいため、随時症状を確認し、場合によっては漸減（徐々に減らすこと）を必要とすることもあります。

2 認知症の薬物療法

薬物療法の現在

　一般に認知症の治療は、原因疾患によって異なります。なかには治療によって軽快したり、病気になる前の健康状態に快復するものもあります。

　外科的治療による慢性硬膜下血腫や正常圧水頭症などのほか、ビタミン欠乏症などの代謝性疾患や甲状腺機能低下症などでは内科的治療、薬物療法が適用されます。血管性認知症も、薬物療法やリハビリテーションなどによって一部症状が軽快したり、予防することが可能です。

　神経細胞が変性・脱落していく認知症性疾患は「変性疾患」といわれますが、現時点では根本的な治療法がありません。しかし、医学の進歩に伴って次第に病態が解明されつつあり、なかでも最も頻度の多いアルツハイマー型認知症については、一部の症状の軽快と進行の抑制作用があるため、**ドネペジル塩酸塩（アリセプト）** が用いられています。

アルツハイマー型認知症の薬物療法

　アルツハイマー型認知症では1970年代の中頃から、記憶に関連をもつ神経伝達物質アセチルコリンの減少が注目され、コリン作動性神経系の選択的障害説が生まれました。そこで、コリン系神経機能の補充療法を導き、神経細胞の間をつなぐシナプス間隙に放出されるアセチルコリンの分解を抑制することでアセチルコリンの作用を増強させ、治療効果を上げることを目的として、アセチルコリンエステラーゼ阻害薬が用いられることになりました。

　これまで広く使われているのはドネペジル塩酸塩（アリセプト）です。アリセプトの半減期※は70時間と長いため、1日1回の経口

※薬の成分の血中濃度が半減するまでの時間

VI 認知症の薬物療法と非薬物療法

投与となります。

末梢性コリン神経系の副作用を抑えるため、3mgを2週間程度使用した後、5mg投与します。2007年からは、中等度以上の重度アルツハイマー型認知症に対して、10mgまでの増量が可能となりました。重度のアルツハイマー型認知症とはFASTで6以上、症状としては、入浴（風呂に入らない、自分で身体を洗えないなど）や排泄（トイレの水を流さない、失禁など）、着衣失行（適切に服が着られない）などに介助を要する状態が目安となります。

こうした重度のアルツハイマー型認知症には、アリセプト5mgを4週間投与した後、10mgへ増量して継続することで、日常生活活動（ADL：Activities of Daily Living）の維持に効果があると考えられています（図6-1）。何事にも興味や関心が低下して無為に過ごしていた人が、庭の草花に興味を示したり、空腹時に近所のスーパーに食べ物を買いに行くようになったなどの変化がみられることがあり、興味や関心、行動範囲の拡大に効果があると思われます。

しかしアリセプトは、あくまでも進行を遅らせる効果であるため、服薬開始から9か月～1年間はその効果が持続するものの、

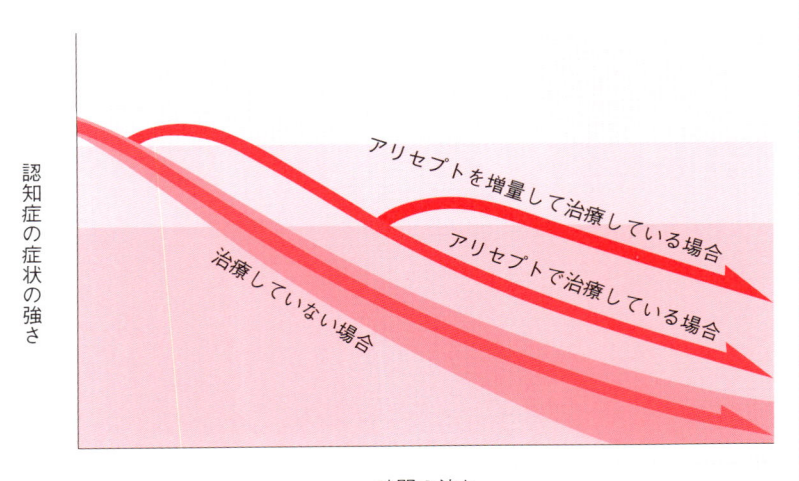

出典：アルツハイマー病研究会 スライドキット作成委員会（委員長：浦上克哉）
『Alzheimer's Disease slide kit』エーザイおよびファイザー、67頁、2009年

図6-1 アリセプトの効果

その後は緩やかに症状が進行していきます。また、記憶障害というよりもADLの維持や精神学的敏捷性の改善（反応が速まるなど）に効果があるとの報告がなされています。

副作用

　アリセプトの副作用の多くは、吐き気や嘔吐、食欲不振、下痢などの胃腸障害です。これらは投与を一時中止したり、胃腸薬の併用などで対応します。

　次に多い副作用は、イライラ感や興奮しやすいなどですが、やはり薬を一時中止すると軽快します。また、少量の抗不安薬の併用により乗り越えることができます。

　なお、コリン作動薬一般にみられる迷走神経刺激作用による徐脈、心ブロック、失神などの可能性があるため、洞不全症候群、伝導障害をもつ人には慎重に投与する必要があります。そのほか、消化性潰瘍と出血、喘息の増悪があげられます。

　レビー小体型認知症では、アルツハイマー型認知症と同様にアセチルコリンの減少が知られ、アリセプトが有効とされています。

3 行動・心理症状への薬物療法

薬物療法の利点と注意点

　行動・心理症状は、本人がなんとか生活に適応しようとした結果、認知機能の障害をもっているために体験のズレが起こり、間違い行動として表現されてしまいます。ですからまずは、生活の環境をなじみやすいものにしたり、かかわり方を工夫してみることが大切です。

　それでも症状が改善しない場合に薬物療法を行います。特に幻覚妄想などの精神症状や不穏興奮、暴力行為などに対しては、少量の抗精神病薬が有効です。いずれの薬剤も鎮静効果があり、症状が軽ければ不穏時の使用のみとし、過量投与を避ける必要があります。強い不穏症状がある場合は、定時での内服が効果的です。その場合、日中の過鎮静を避けるため、夕食後または眠る前の投与が適切です。

　非薬物療法と比べ、薬物療法は確実な効果が期待でき、介護者の負担軽減につながります。しかし、副作用により身体面に悪影響を起こすことがある点に注意が必要です。

症状に応じた処方例

①興奮、攻撃性行動

チアプリド塩酸塩（グラマリール）※

　グラマリールは脳出血の後遺症に伴う興奮、攻撃行動、徘徊などの適応薬ですが、認知症の原因疾患を問わずに使用することがあります。

　後述のリスペリドンなどのように、錐体外路症状※の発現が低頻度で、認知機能増悪の危険が少なく、血糖上昇をきたさないなど、

※一般名（商品名）

※大脳基底核がかかわる、日常の動作障害

安全面からも高齢者が使用しやすい薬剤です。主にせん妄がある人の昼夜リズムの是正に使用されることが多いです。

1日の量は75～150mg、通常は1日3回毎食後の服用とします。4～6週間で効果の出ないときは中止します。夜間せん妄の場合、夕食後と眠る前に投与するのも効果的です。副作用は不整脈、血圧上昇、錐体外路症状、乳汁分泌、口渇などです。

処方例 毎食後にグラマリール25mgを1錠、1日3回

スルピリド（ドグマチール）

古くから**ドグマチール**は、潰瘍治療促進作用のため、胃潰瘍などの治療薬として用いられてきました。高用量で抗精神病作用があり、低用量で抗うつ作用があります。筋肉注射剤として50mg、100mgがあります。

1日の量は150～300mg、限度は600mgです。副作用として、肝障害、黄疸、遅発性ジスキネジア、乳汁分泌、月経異常などがあります。

処方例 毎食後にドグマチール100mgを1錠、1日3回

②幻覚、妄想、精神興奮

リスペリドン（リスパダール）

リスパダールは幻覚妄想に効果があり、鎮静効果も得られやすいため、幻覚、妄想状態、不穏、興奮状態に効果があります。

1日の量は0.5mgから開始します。過鎮静や錐体外路症状などの副作用があります。1日の量0.5～1mgでコントロールできることが多いですが、効果が不十分なときには2mg程度まで増量することがあります。それ以上の増量が必要な場合には、薬効（薬の効果）が乏しいと判断し、ほかの薬に変更します。

この薬は錠剤、細粒、水液という剤形があるため、微調整が必要な場合には便利です。また、内服の拒否がある人に対しては、食事に混ぜるなどの非告知投与も可能です。

その際、薬物自体に苦味があるため、味噌汁など味の濃い液体に混ぜるなどの配慮が必要です。また、カテキンと同時に摂取す

Ⅵ 認知症の薬物療法と非薬物療法

ると薬効に影響が出るため、緑茶による内服を避けます。副作用としては錐体外路症状、特にアカシジア（静座不能）を呈すことがあります。

処方例 夕食後にリスパダール水液0.5ml

オランザピン（ジプレキサ）

幻覚や妄想に効果があり、鎮静効果もあるため、不穏症状の人に使用します。2.5mgから開始し、効果をみながら10mg程度まで増量します。口腔内崩壊錠があるため、興奮状態の人の口腔粘膜に接触させれば瞬時に溶解し、内服が可能となります。

リスパダールと比較して錐体外路症状の出現が少ないですが、体重増加のリスクが高く、肥満傾向のある人には使用しにくい薬です。血糖上昇の副作用があるため、糖尿病の人には禁忌で、投与開始後も定期的な血糖値のモニタリングが必要になります。

処方例 夕食後にジプレキサ2.5mgを1錠

抑肝散

漢方薬で、本来は子どもの夜泣きや不眠症に使われていますが、認知症の興奮、イライラ感、刺激性の亢進に効果があります。効果は緩やかですが、副作用が少ないので使いやすいです。1日7.5mgを3回に分けて投与します。

処方例 毎食後に抑肝散2.5mgを1包、1日3回

③抗うつ症状

抗うつ症状には、抗うつ薬の投与が必要になります。

スルピリド（ドグマチール）

ドグマチールは低用量で抗うつ効果があり、副作用が少ないことが利点です。うつ状態による食欲低下を改善します。

処方例 朝食と夕食後にドグマチール50mgを1錠、1日2回

パロキセチン（パキシル）

パロキセチン（パキシル）、**セルトラリン**（ジェイゾロフト）な

どのSSRI（選択的セロトニン再取り込み阻害薬）は、うつ状態の高齢者への代表的な抗うつ剤です。最小用量から始め、効果をみながら1〜2週間ごとに増量します。効果の発現には3〜8週間かかり、判定には数週間の観察が必要です。

過鎮静など一般的な副作用のほか、特に認知症の高齢者はせん妄を起こすことがあります。

処方例　夕食後にパキシル10mgを1錠

④不安状態・睡眠障害

ベンゾジアゼピン系抗不安薬

不安が強い場合や不眠に対しては**ベンゾジアゼピン系抗不安薬**が用いられます。副作用として筋弛緩作用によるふらつき、転倒、せん妄などがあるため、使用には注意が必要です。薬物によっては、記憶低下など認知機能の低下をきたす恐れもあるので、長期の使用は避け、筋弛緩作用が少ないものを選択します。

超短時間型の睡眠導入剤は薬効が切れるタイミングでせん妄を起こすことがあるため、使用を避けたほうが安全です[23]。

処方例　朝食と夕食後にロラゼパム（ワイパックス）0.5mgを1錠、1日2回

睡眠薬の処方例
- 寝る前にロルメタゼパム（ロラメット）1mgを1錠
- 寝る前にブロチゾラム（レンドルミン）0.25mgを1錠
- 寝る前に塩酸リルマザホン（リスミー）1mgを1錠

2005年、米国食品医薬品局（FDA：Food and Drug Administration）は、認知症高齢者の行動・心理症状に対してリスペリドン（リスパダール）など非定型抗精神病薬を投与した人たちの死亡率が、プラセボ（偽薬）と比べて1.6〜1.7倍高いという結果が得られたため、使用を控えるようにと警告しました。

その死因は主に、心不全などの心臓疾患や肺炎でした。従来使われていたハロペリドール（セレネース）などの定型抗精神病薬

の使用も、同様の取扱いをうけています。

　これらの抗精神病薬について、認知症の保険適用はありません。前述の警告もあり、使用する場合には本人と家族に薬物療法の有用性と危険性について説明し、納得してもらったうえでの使用が望ましいといえます。

薬物の管理

　医師は受診の際、家族や介護者に対して服薬の状況や残った薬の確認を行います。できれば家族が薬剤の管理を行うことが望ましいでしょう。

　高齢者はさまざまな身体疾患を合併し、複数の科を受診しているため、複数の科からさまざまな薬が処方されていることもあります。新たに処方を開始する際には、他科受診の有無と他科での処方内容を確認して、同種類の薬が重複して出されることを防ぐのが重要です。例えば、他の科で不眠を訴え、すでに睡眠薬が処方されているのに気づかず、重ねて処方することで効果が重複したり、副作用も強く現われて転倒のリスクが高まるなどの弊害が出てしまいます。

　行動・心理症状が急に悪化した場合には、せん妄の併発を疑います。せん妄の原因はさまざまですが、薬物によることも多いので注意が必要です。

4 認知症の非薬物療法

非薬物療法の基本姿勢

　認知症の人は、診断を受けたあと「これから先どうなるのだろうか」という不安をかかえることになります。「自分のいる場所がわからない」「買い物をしたときに必要なお金を支払うことができない」など、暮らしていくうえでさまざまな不都合を経験して落ち込んだり、ひきこもる人もいます。そこで、認知症の人を支えるうえで心理療法的な対応が大切になります。

　ここでは、認知症の非薬物療法としての心理・社会的アプローチについてお伝えします。認知症の人と関係性や絆をつくり、認知機能に好ましい影響を与え、行動・心理症状の軽快を図るものです。

　心理・社会的アプローチは、信頼関係の絆を創ることから始まります。担当者は、認知症の人の傍らに自然な態度で寄り添います。余分なことを聴いたりせず、受容的、共感的な姿勢を保持することが大切です。

　認知障害があるために、認知症の人はちょっとした物音にひどく怯えることがあります。また、些細な行動に恐怖心を抱くこともあるため、不必要な介入は避けましょう。質の高いかかわりと

表6-1　信頼関係の絆を創るポイント

- 自分の価値観で判断しない
- 相手を批判せずにそのまま受け入れる
- 相手に関心をもっているという姿勢を示す
- 相手のペースに合わせる
- 相手の気持ちを大切にする
- 事実と違うことを語っていても訂正しない
- 相手の話をさえぎらない
- 秘密や約束は守る
- 話したくないといった内容は、たとえ重要であってもそれ以上は尋ねない
- つらい体験や苦悩が語られるときには、深く共感しながら傾聴する

は、非日常的なものではありません。相手の生活史や性格、認知症による障害への正しい知識や理解に裏づけられ、かつ日常の流れから逸脱して浮き上がっていないことです（**表6−1**）。

非薬物療法の分類

　アメリカの精神医学ガイドラインでは、心理・社会的アプローチを次のように分類しています。
❶記憶障害や失見当の訓練など、知に焦点を当てた認知リハビリテーション。
❷回想法やバリデーション療法など、情に焦点を当てた精神療法。
❸刺激を介した精神療法である音楽療法、絵画療法、レクリエーション療法など。

認知リハビリテーション

　認知リハビリテーションとは、認知障害の進行を抑制し、可能であれば認知機能の再獲得を目的とします。これは、特定の訓練（認知訓練）を行って認知障害の軽減を図り、環境の適切な調整によって生活能力の障害を少なくしていくことです。さらに、当事者や家族に心理的な支援を行うことも含まれています。

　次に述べる訓練課題は、簡単すぎても難しすぎても、本人の自尊心を傷つけることがあります。原則として、本人が納得していない場合は、家族が強く望んだとしても行うべきではないでしょう。

①記憶障害の訓練

　認知症の初期から中期にかけて有効です。この時期は治療困難な疾患に罹患したという本人や家族の苦悩、葛藤が強い時期であり、特に本人は自信や自尊心が低下し、不安や焦燥感が強くなることもあります。ですから、こうした心理的な背景に配慮しながら行う必要があります。

見当識訓練

見当識訓練（RO：Reality Orientation。**リアリティオリエンテーション**。以下、RO法）とは、日時や場所、周囲の物事、個人的な出来事を教えたり問いかけたりして、本人の注意や関心をもたせるものです。RO法には、非定型RO法と定型RO法があります。非定型RO法は24時間RO法ともいわれ、周囲の人がさまざまな場面で日時や所在地、人物などの情報を繰り返し教示する方法です。

一方、定型RO法は、決まった時刻と場所に対象者を集めて、グループによって見当識に関する情報を繰り返し学習する方法です。認知症の人は、定型RO法単独では有効性が乏しく、非定型RO法を組み合わせることで有効といわれています。

内的代償法

ほかの手段を用いず、頭の中だけで覚えやすいように工夫する方法です。覚えなくてはならない情報を簡略化し、あるイメージや場面に合わせて記憶し、直後に反復させるなどの方法を用います。記憶の符号化や想起のプロセスがある程度保たれている初期のアルツハイマー型認知症に対して行います。

外的代償法

覚えるために道具を利用します。メモや日記、カレンダーの利用などがあげられます。記憶障害の重症度が増し、残存する健在記憶を活用できなくなった中等度以上のアルツハイマー型認知症が対象です。

②注意障害の訓練

注意障害は記憶の低下とも関連していますが、活動性や関心の低下としても現われます。注意の維持・持続の障害、注意範囲の狭小化などが起こります。いずれも、対象事項についての反復刺激練習が有効です。

例えば、新聞や歌集、百人一首などを音読、書字する方法がよく用いられます。言語流暢性の増強についても、野菜や動物の名

前をカテゴリーごとにできるだけ多く言ったり、しりとりやかるたなどのゲームを通して、注意力とともに総合的な力の向上を図る方法が行われています。

回想法

　回想法は、1963年アメリカの精神科医バトラーによって提唱されました。バトラーは、否定的にとらえがちな高齢者の過去を、後ろ向きな行為ではなく自然な心理的過程とし、高齢期を豊かに過ごすための積極的な意味をもつとしています。

　回想法は、高齢者が自分の思い出を語ることに対して聞き手が共感的、受容的な支持をもって加わり、高齢者の人生の再評価やQOLの向上、対人関係の形成化などを図ろうとする心理的アプローチの一つです。

　回想法には、次の2つのタイプがあります。

レミニッセンス

　レミニッセンス（reminiscence）とは、一般回想法と呼ばれ、一般の高齢者、認知症の高齢者、障害をもつ人などを対象としています。意識的な自我の統合だけではなく、楽しみや適切な刺激の提供、仲間づくりを目的としています。少人数のグループ（6〜7人）で行うことが多いです。

ライフレビュー

　ライフレビュー（life review）とは、人生回顧のことです。発達段階に沿って、現在・未来という生活史を系統的に聞き、その意味を通じて自我の統合を目指す心理的治療法です。通常は個別的に行われます。

　認知症の高齢者に対してはレミニッセンスが行われます。意味のある言語的なコミュニケーションを図ることのできる初期から中期の認知症の人が対象となります。グループで行う場合、参加者同志の認知機能が同程度であることにより、進行がスムーズに

なることが多いです。

　回想するテーマは、個人の人生史に関するもの、昔の遊びや生活習慣、歴史的社会的な出来事に関することなど時系列的なもののほか、季節の行事など非時系列的なものなどを、参加者の背景を考慮して選びます。回想のきっかけとしては、五感の刺激となる小道具を用いることもあります。回想法の効果は多面的ですが、情動機能の回復や意欲の向上、集中力の増大、社会的交流の促進、他者への関心の増大などがあげられます。

　2002年には、地域の高齢者を対象にした介護予防事業として、愛知県西春日井郡師勝町（現北名古屋市）に**回想法センター**が設立されました。同センターには、博物館（旧師勝町歴史民俗資料館）所蔵の10万点を超える懐かしい品物や古い道具などを利用して、回想法を行いやすくする環境が整っています。

　テレビ映像を用いた回想法の取組み、懐かしい物を詰め込んだ「回想キット」の貸し出し、思い出の写真などを詰め込んだ「メモリーボックス」の作成など、ボランティアの参加を得て、地域での回想法の普及、定着、地域在住の高齢者のQOLの向上を目指しています。

　回想法は、バトラーの提唱以後、北米やヨーロッパを中心に高齢者にかかわる幅広い職種の人に取り入れられ、現在では心理学、看護学、医学、社会福祉学などの分野で臨床実践や研究が世界中で行われています。1995年には国際回想法会議が発足し、隔年で臨床を中心に国際会議が開催されています。

音楽療法

　一般的に、音楽を健康快復への援助手段として利用する治療法を**音楽療法**といいます。精神あるいは身体に障害をもつ人を対象として、音楽鑑賞や歌唱、楽器演奏、作曲、舞踏などを用いることによって、情緒の解放、楽しみを利用した自己表現や交流の促進、精神機能や身体機能の訓練などの目的で使われます。

　音楽の治療的効果は古代ギリシア時代から知られていますが、

客観的観察が行われるようになったのは18世紀末から19世紀、体系化されたのは20世紀半ば頃からです。

音楽は、聴いたり演奏することで気持ちをリラックスさせる効果があり、高揚感が得られることもできます。音楽療法は認知症の高齢者にも用いられ、不安や焦燥感、行動・心理症状を軽くする効果があるといわれます。

著者は1983年から約13年間、大学病院で認知症の人を対象にしたデイサービスを行い、音楽療法を導入していました。そこでは、音楽を聴くのではなく、グループで一緒に歌っていました。

高齢者になじみのある昔の歌を選曲して、歌詞カードを見ながら小学唱歌や演歌などを歌います。皆、題名や歌詞カードを見ても「そんな歌は知らない」と言っていますが、伴奏が始まると、ほとんどの人は歌詞カードを見なくても歌えます。

1つひとつの歌に、思い出やその歌が流行った当時の話が積極的に出されます。楽器を加えてにぎやかに歌ってみるのもよいでしょう。

バリデーション

バリデーション（**是認療法**）は、米国のフェイルによって開発された認知症高齢者への対応方法です。

彼女の両親は高齢者施設を運営しており、子どもの頃から高齢者がいるなかで育ちました。彼女は、当時施設で行われていたRO法に疑問をもち、新しい方法としてバリデーションを提唱したのです。

RO法は、認知症の人の見当識を補ったり修正する現実重視型の技法ですが、バリデーションはむしろ、認知症の人の内面的な体験の世界を重視します。それは、認知症の人に対する基本的な人間としての尊厳を重視するものです。長田久雄はバリデーションの価値観と理念について、8項目に分けて解説しています（表6－2）。

バリデーションの技法の1つにセンタリングがあります。これ

表6−2　バリデーションの価値観と理念

①すべての人はそれぞれユニークな存在で、必ず一人ひとりに個別対応をしなくてはならない
②たとえ彼らが混乱した認知症の状態であったとしても、すべての人は人間として貴重な価値ある存在である
③高齢者の混乱した行動の裏には、必ず理由がある
④高齢者の行動は単に脳の構造上の変化だけでなく、加齢によって長い人生のなかで起こる身体的、社会的そして精神・心理的変化を反映する
⑤高齢者の習慣となっている行動を強制的に変えることはできない。その本人が変えようと思わない限り、変えることはできない
⑥高齢者は無条件で受容されなければならない。どのような形であっても偏見をもつことは許されない
⑦人はその人生のなかで、さまざまな課題に突き当りながら生きている。その課題を十分に解決できずに過ごしてきて、不幸にして認知症になったとき、そのことが心の中でやり残した課題として深く残り、それが問題行動として浮かび上がってくる
⑧共感と受容は信頼を築き、心配を減らし、尊厳を取り戻す。認知症高齢者の状況を本当に心から理解すれば、その人に対する介護の心構えが強くなる

は、ケアをする人が自分自身の心を平静に保つために深呼吸を8回行うというものです。認知症の人と接する前に自らの状態を整えていくという点で、意味のある基本姿勢です。

　高齢者のもつつらい不安な気持ちは、信頼できる聞き手によって認められ、是認されます。バリデーションされることによって癒されるのです。

作業活動療法

　作業活動療法（activity therapy）とは、人間の基本的活動性を利用したアクティビティ・プログラムを用いて障害の治療を行う方法です。食事、歩行、排泄、更衣、整容などの日常生活活動（ADL）や、買い物、炊事、掃除、洗濯、金銭管理、公共交通機関の利用などの日常生活関連活動（APDL：Activities Parallel to Daily Living）の訓練を行います。

　認知症の人はこれらの活動自体が障害されているため、残された認知機能の活用訓練となるのと同時に、実際の生活の自立訓練にもつながります。介助や指示のもと、料理教室、ロールプレイ

などの疑似体験を通して訓練を行います。

　また、手工芸や装飾品の制作、園芸などを通して実行能力や集中力の訓練に用いられる生産的作業療法もありますが、これは比較的認知機能が保たれている段階での適用となります。

　ここで紹介した非薬物療法以外にも、社会・心理的、心理療法的なアプローチや手技として、絵画療法、陶芸療法、動物介在療法、園芸療法、ダンス療法などさまざまな方法があります。音楽療法、絵画療法、陶芸療法などは、まとめて芸術療法（アートセラピー）とも呼ばれています。また、貼り絵を利用して行うコラージュ療法もあります。

　大切なのは、黒川由紀子の指摘するように[26]、個々の療法が自己目的化してひとり歩きするのではなく、治療者あるいは担当者がすべての療法に共通する**パーソンセンタード・ケア**（認知症の人本人を中心としたケア）の理念をもって行われることです。自分の技法に認知症の人をあてはめるのではなく、相手の視点に合わせて柔軟に療法を構築し、温もりのある絆を創ることが大切です。

Ⅶ

認知症の予防

現在、認知症の予防に関しては多くの研究と実践が行われています。
予防に関する最新の知見を知ることで、本人や家族に適切なアドバイスをすることができます。

1 予防の原則

危険因子を明らかにする

　認知症の予防とは、その原因疾患のもつ危険因子を減らすことです。私たちは遺伝的因子をコントロールすることはできませんが、関連する不健康状態や生活習慣などの環境的な危険因子を減らしたりなくしたりすることは可能です。そこで、認知症の予防の方法を考えるには、これらの危険因子が何かを明らかにすることが第一になります。

　認知症の原因疾患のうち、血管性認知症とアルツハイマー型認知症が全体の多数を占めるので、この両疾患の危険因子について考えます。

血管性認知症の危険因子

　血管性認知症は脳血管障害がその元にありますが、危険因子としては高血圧、脂質異常症、糖尿病、肥満などの不健康状態があります。いわゆる**メタボリック症候群**です。生活習慣としては、運動不足、食塩摂取、飲酒、喫煙などが危険因子としてあげられます（図7-1）。

アルツハイマー型認知症の危険因子

　アルツハイマー型認知症の危険因子としては、ダウン症候群、甲状腺疾患、意識障害を伴う脳外傷、うつ病などがあげられます。最も大きな危険因子は高年齢です。生活歴や習慣として、家族歴、教育歴、喫煙、金属中毒（特にアルミニウム）などがあります（図7-2）。

Ⅶ 認知症の予防

《生活習慣》　　　　　　　　　《疾患》

- 運動不足
- 肥満
- 食塩摂取
- 飲酒
- 喫煙

→ 血管性認知症 ←

- 心疾患
- 高血圧
- 脂質異常症
- 糖尿病

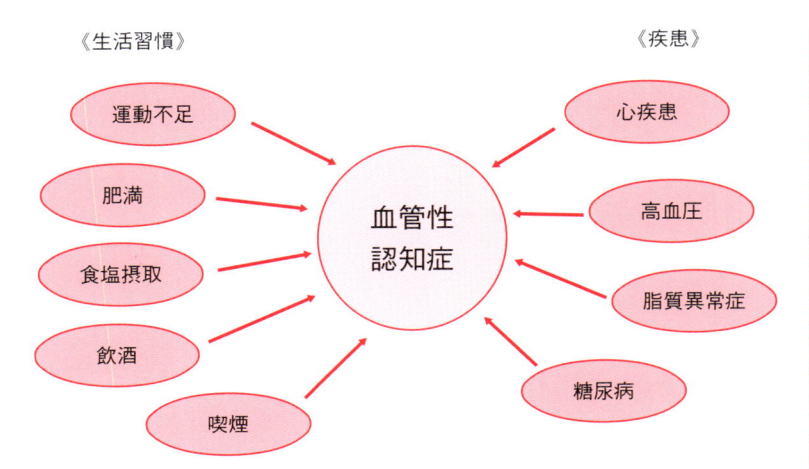

出典：矢冨直美「認知症の予防」長谷川和夫編著『やさしく学ぶ認知症のケア』永井書店、大阪、128頁、2008年より一部改変

図7－1　血管性認知症の危険因子

- 高年齢
- 家族歴
- ダウン症候群
- 脳外傷
- 甲状腺疾患

→ アルツハイマー型認知症 ←

- 金属中毒（アルミニウム）
- 教育歴
- 喫煙
- うつ病

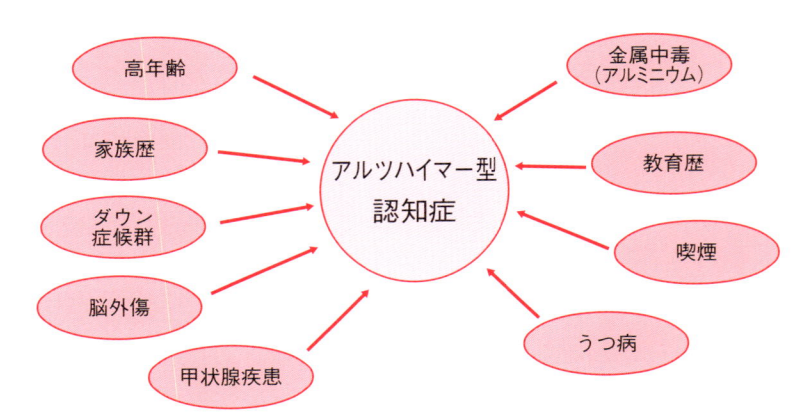

図7－2　アルツハイマー型認知症の危険因子

Column 危険因子とは？

疾患の予防に関連して「危険因子」という概念があります。ある要因をもっている人が、それをもっていない人と比較してある疾患を発病する率が高くなる場合、その要因を**危険因子**といいます[※]。

危険因子は発病に先立って存在し、発病に影響を与える要因です。統計学論に発病との間に関連していることが認められることで判断されますが、必ずしも因果関係があるものではありません。

危険因子を検討する場合、例えばある要因を有する群（例：大量の飲酒習慣がある人）と有さない群（飲酒の習慣がない人）とを縦断的に追跡評価して、ある疾患（肝硬変など）を発症するかどうかを観察する前向性追跡研究（2年後の健康調査など）が用いられます。

危険因子を検討することは、疾患の原因や発病機序を解明する手がかりになり、発病しやすい人を見出すことができるという点で重要です。有名な危険因子としては、血管障害に対する高血圧や、肺がんに対する喫煙などがあげられます。

※博野信次『臨床認知症学入門——正しい診療・正しいリハビリテーションとケア 改訂第2版』金芳堂、77頁、2007年

2 予防策

生活習慣病の治療と予防

　高血圧、脂質異常症、肥満、糖尿病をもっている人は、これらを治すこと、症候群を予防することが大切です。

　生活習慣病は血管性認知症の危険因子ですが、アルツハイマー型認知症の発症を早めることも明らかになっており、危険因子としては重要です。例えば、高血圧は生活習慣病の前兆と考えて、かかりつけ医に相談してなるべく早く高血圧を発見し、適切な対応をしておくことです。

適度な運動習慣

　運動習慣をもつ人は、もたない人に比べてアルツハイマー型認知症の発症が少ないことがわかっています。1日の歩行距離とアルツハイマー型認知症の発症との関係の検討結果でも、あまり歩いていない人は、1日あたりの歩行距離が3.2km以上歩いている人に比べると、危険度は2.2倍であったと報告されています。

　体操やジョギング、水泳、テニスなどを楽しくやることが、習慣として長続きします。手軽にできる運動としては、ウオーキングがおすすめです。ぶらぶら歩きではなく、歩幅を1.5倍程度にし、かかとから先に地面に降ろし、両手を振ってさっそうと歩く。毎日歩く必要はありませんが、週に3日程度、午前と午後各20〜30分間程度が理想です。

食生活の改善

　栄養面では、アルツハイマー型認知症の予防として不飽和脂肪酸と抗酸化作用をもつ食品が有効です。

魚に含まれる不飽和脂肪酸は、アルツハイマー型認知症の危険度を減らす効果が知られています。このメカニズムについては、不飽和脂肪酸の抗炎症作用によるアミロイドたんぱくの合成を抑える働きなどが知られています。抗酸化食品では、赤ワインに含まれるポリフェノール、野菜や果物に含まれるビタミンE、ビタミンC、ベータカロチンなどの抗酸化物質の摂取が発症の危険度を低下させることが報告されています。

　ですから、肉食よりも魚食をメインとして緑黄色野菜を多くとり、偏食を避けて1日に30種類程度の食品をとるのが理想です。赤ワインは良い影響を与えますが、アルコールに弱い人が飲み出すことが適切かどうかはわかりません。ワインに限らず、アルコールは嗜好品です。大量の飲酒は控えたほうがよいでしょう。

　血管性認知症の予防については、塩分を控え目にすることです。1日10ｇ以下に抑えましょう。10ｇの食塩とは、スプーン大さじ3分の2にあたります。和食は塩分を多くとることになりがちです。味噌汁や漬物、佃煮、ハム、かまぼこなどによる塩分も含めて、10ｇ以下に抑えることを目指しましょう。ゆずやレモン、からし、酢、しょうが、カレーなどの香料を使って味付けに工夫してみましょう。

　嗜好品としてはたばこがあげられますが、1990年頃にはアルツハイマー型認知症に予防的に働くという研究結果が出されて、愛煙家を喜ばせたことがありました。

　しかしその後、大規模な調査によってこの結果は否定されました。1998年に発表されたロッテルダム地域調査では、たばこを吸っている人は、吸わない人に比べてアルツハイマー型認知症にかかる比率が2.3倍になるといわれました。その後も喫煙者の大規模な同様の追跡調査が行われていて、いずれもたばこはアルツハイマー型認知症の危険因子であることが明らかにされています。

頭を働かせる習慣

　文章を読んだり書くこと、碁、将棋、トランプなどのゲーム、

表7-1　知的活動とアルツハイマー型認知症の危険度

研究	行動習慣		危険度
Verghese Jら（2003）	チェスなどのゲーム	ほとんどしない	1
		よくする	0.26
	文章を読む	ほとんどしない	1
		よくする	0.65
	楽器の演奏	ほとんどしない	1
		よくする	0.31
	ダンス	ほとんどしない	1
		よくする	0.24

出典：矢冨直美「認知症の予防」長谷川和夫編著『やさしく学ぶ認知症のケア』永井書店、大阪、130頁、2008年

　楽器の演奏などの知的活動は、認知症の危険度を低めるといわれています。ヴァーギース（Verghese, J.）らの追跡調査によると、文章を読むこと、楽器の演奏、チェスなどのゲーム、ダンスをすることなどが、アルツハイマー型認知症の危険度を低めるという結果を示しています（表7-1）。

　高齢になると、脳の神経細胞を増やすことは困難ですが、残っている神経細胞の枝葉を豊富にすることは可能です。しかし、頭を働かせる使い方が問題です。医師の新福尚武は次のように言っています。

　「脳トレのように、誰かが決めてそのとおり頭を使うというのでは、本当に脳の働きの活性化を期待するのは難しい。私たちが外からの情報を受けて自分で判断する場合に、いろいろと考えて選択に悩む、それが脳を使うことになる。このような頭を使う習慣を生活のなかにもっていることこそが、前頭前野の活性化につながるのではないか」

認知的予備力を高める

　予防対策をまとめたのが図7-3です。高齢になると、認知力は下り坂を降りていくように低下します。危険因子は認知力の低下

```
認知機能
```

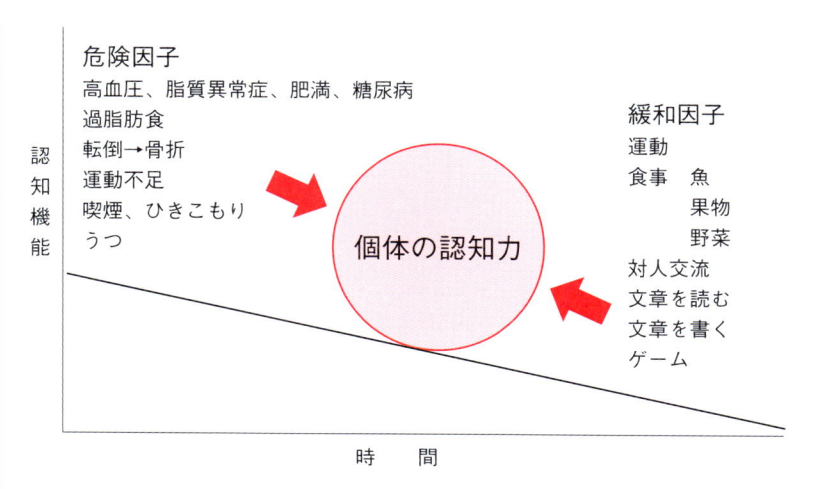

危険因子
高血圧、脂質異常症、肥満、糖尿病
過脂肪食
転倒→骨折
運動不足
喫煙、ひきこもり
うつ

緩和因子
運動
食事　魚
　　　果物
　　　野菜
対人交流
文章を読む
文章を書く
ゲーム

個体の認知力

時　　間

図7-3　危険因子と緩和因子

を強めることになり、緩和因子は低下を防ぐ要因です。ですから、複数の緩和因子を自分の生活習慣に取り込んで継続していく努力が大切です。認知症の予防は結局、**認知的予備力**を高めていくことに尽きます。

これを裏づける根拠として有名な研究があります[※]。

この研究はノートルダム修道院に在住する修道女678人を対象に1990年から始められ、現在も続行されています。修道女が亡くなったときに脳の病理学的所見と生前の精神医学的検査や生活歴との関連について調査研究したものです。

そのなかで、101歳で亡くなったシスター・メアリーの例が注目されました。彼女は77歳まで常勤の数学教師として教鞭(きょうべん)をとり、84歳で引退したあとも、地域活動にボランティアとして積極的に取り組んでいました。新聞は隅から隅まで目を通し、世間の動きにも関心をもち続けていました。

死亡直前の検査、ミニメンタルステートテスト（MMSE：Mini Mental State Test）の得点は30点中27点でした。ところが、死亡後の脳は重量が870gしかなかったのです。正常な成人女性の脳は約1200gなので、明らかな脳の萎縮です。顕微鏡所見では老人斑、アルツハイマー原線維変化および神経細胞の消失など、アルツハイマー型認知症の特徴がありました。彼女が生涯にわたって知的

※ケンタッキー大学医学部のスノウドン博士らの研究。須貝佑一が『ぼけの予防』岩波書店、2005年で紹介しています。

Ⅶ 認知症の予防

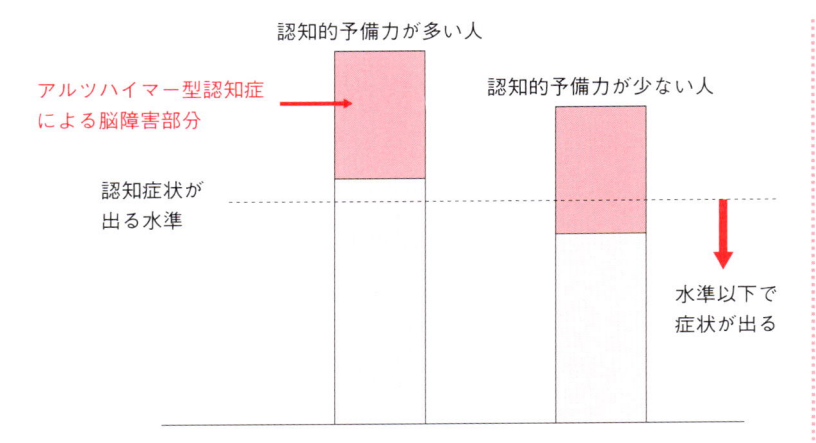

認知的予備力が多い人

アルツハイマー型認知症
による脳障害部分

認知的予備力が少ない人

認知症状が
出る水準

水準以下で
症状が出る

出典：須貝佑一『ぼけの予防』岩波書店、156頁、2005年
図7－4　認知的予備力と認知症の出現の関係

活動を続けたことで、脳にアルツハイマーの病変が起こっても認知症にならなかったと推測されました。

　この関係を図7－4に示しています。認知的予備力が蓄積されていれば、脳内の神経細胞のネットワークがしっかりと豊富に根づき、発病する時期を遅らせることが考えられます。

3 ポピュレーション・アプローチ

ポピュレーション・アプローチの重要性

最近、健康な人を含めた**ポピュレーション・アプローチ**（集団全体に予防策を講じること）が、認知症予防の長期的効果を高めるうえで重要だと指摘されています[※]。

アルツハイマー型認知症の病理的徴候であるβアミロイドの沈着は、およそ20年間にわたり進行するため、予防を考えるのであれば、早い時期から予防的な行動を習慣化することが理想です。また軽度の認知障害をもつ人や、虚弱と考えられる高齢者のみを対象とするアプローチでは、費用に比例して効果が薄いといわれています。

啓発活動

認知症予防に役立つ資料や情報を収集してデータベース化することや、関心をもつ市民に情報を提供することです。

人材育成

認知症予防のプログラムを実施するために必要な知識と技術をもった指導者や支援者（ファシリテーター）を養成します。

地域活動の育成と支援

認知症の予防を目的とした活動で、特殊な技術を要しない活動が一番です。料理、日帰り旅行を計画して実行する、パソコン学習、園芸プログラム、ウオーキングなどをグループで集まって行います。特殊な訓練技法を用いて行う活動として、回想法や計算ドリルなどがあります。そのほか、碁、将棋、麻雀などの趣味活動や水泳などの運動をともに行う活動などがあげられます。

※矢冨直美「認知症の予防」長谷川和夫編著『やさしく学ぶ認知症のケア』永井書店、大阪、128～138頁、2008年

参考文献

1) Petersen, R. C., Smith, G. E., Waring, S. C., et al., 'Mild Cognitive Impairment : Clinical Characterization and Outcome', *Arch Neurol*, American Medical Association, 56(3), pp.303-308, 1999.
2) 松本一生「介護する家族はどんな気持ちでいるのか」長谷川和夫編著『認知症診療の進め方——その基本と実践』永井書店、93〜96頁、2010年
3) 長谷川和夫・五島シズ『痴呆のお年寄りの介護』東洋出版、86〜114頁、1993年
4) 長谷川和夫『名医に学ぶ認知症診療のこれまでとこれから 改訂第2版』永井書店、62頁、2011年
5) Hughes, C. P., et al., 'A new clinical scale for the staging of dementia', *The British Journal of Psychiatry*, The Royal College of Psychiatrists, 140(6), pp.566-572, 1982.
6) Reisberg, B., et al., 'The Global Deterioration Scale for assessment of primary degenerative dementia', *The American Journal of Psychiatry*, American Psychiatric Association, 139, pp.1136-1139, 1982.
7) 長谷川和夫・井上勝也・守屋国光「老人の痴呆診査スケールの一検討」『精神医学』第16巻第11号、956〜969頁、1974年
8) 加藤伸司・下垣光・小野寺敦志・長谷川和夫ほか「改訂長谷川式簡易知能評価スケール（HDS-R）の作成」『老年精神医学雑誌』第2巻第11号、1339〜1347頁、1991年
9) 長谷川和夫「長谷川式認知症スケールの使い方と注意点について」長谷川和夫編著『認知症診療の進め方——その基本と実践』永井書店、42〜47頁、2010年
10) 高橋忍・新妻加奈子・小野寺敦志ほか「痴呆患者への病名告知の研究——アルツハイマー型痴呆患者本人の意向」『老年精神医学雑誌』第16巻第4号、471〜477頁、2005年
11) 繁田雅弘「かかりつけ医のための認知症Ｑ＆Ａ 認知症の告知に関して 認知症の告知の是非について教えてください」『クリニシアン』第53巻第4号、エーザイ、282〜284頁、2006年
12) 今井幸充「かかりつけ医のための認知症Ｑ＆Ａ 認知症の告知に関して 告知をする場合の留意点と告知のメリット・デメリットは」『クリニシアン』第53巻第4号、エーザイ、285〜288頁、2006年
13) 須貝佑一『ぼけの予防』岩波書店、148〜151頁、2005年
14) 博野信次『臨床認知症学入門——正しい診療・正しいリハビリテーションとケア 改訂第2版』金芳堂、77頁、2007年
15) 矢冨直美「認知症の予防」長谷川和夫編著『やさしく学ぶ認知症のケア』永井書店、大阪、128〜138頁、2008年
16) Verghese, J., Lipton, R. B., et al, 'Leisure Activities and the Risk of Dementia in the Elderly', *The New England journal of medicine*, Massachusetts Medical Society, 348(25), pp.2508-2516, 2003.
17) 清水信「脳血管性認知症」長谷川和夫・清水信編『老年精神医学マニュアル』金原出版、160〜170頁、1991年
18) Hachinski, V. C., Lassen, N. A., Marshall, J., 'Multi-infarct dementia : A cause of mental deterioration in the elderly, *The Lancet*, Elsevier B.V., 304, pp.207-209, 1974.
19) 目黒謙一『血管性認知症——遂行機能と社会適応能力の障害』ワールドプランニン

グ、2008年
20）宇野正威『認知症読本──発症を防ぎ、進行を抑え、地域で支える』星和書店、43〜52頁、2010年
21）本間昭「痴呆はどのようにして診断するか」長谷川和夫編『痴呆の対応をどうするか？』医薬ジャーナル社、55〜71頁、1990年
22）松下幸生・松井敏史・樋口進「アルコール依存症に併存する認知症」『精神神経学雑誌』第112巻第8号、774〜779頁、2010年
23）中村悦子・山口登「認知症治療の実際」長谷川和夫編著『認知症診療の進め方──その基本と実践』永井書店、48〜68頁、2010年
24）Rogers, S. L., et al., 'A 24-week, double-blind, placebo-controlled trial of donepezil in patients with Alzheimer's disease', *Neurology*, Lancet Publications, 50, pp.136-145, 1998.
25）Homma, A., Takeda, M., Imai, Y., 'Clinical Efficacy and Safety of Donepezil on Cognitive and Global Function in Patients with Alzheimer's Disease', *Dementia and Geriatric Cognitive Disorders*, S. Karger AG, Basel, 11(6), pp.299-313, 2000.
26）黒川由紀子「認知症の心理療法」長谷川和夫編著『やさしく学ぶ認知症のケア』永井書店、大阪、94〜102頁、2008年
27）Butler, R. N., 'The life review : an interpretation of reminiscence in the aged, *Psychiatry*, Washington School of Psychiatry, 26, pp.65-76, 1963.
28）黒川由紀子・松田修・丸山香・斎藤正彦『回想法グループマニュアル』ワールドプランニング、1999年
29）安部博「認知症と共に暮らす町づくり」長谷川和夫編著『やさしく学ぶ認知症のケア』永井書店、大阪、152〜163頁、2008年

索引 INDEX

あ
- アートセラピー …………………… 123
- RO法 …………………………… 118
- 亜急性海綿状脳症 ………………… 77
- 悪性健忘 …………………………… 16
- アセチルコリン ………………… 3、51
- アポリポたんぱくE遺伝子 ………… 18
- アミロイド ………………………… 50
- アミロイドたんぱく ………………… 7
- アリセプト …………… 4、51、108
- アルコール性認知症 ……………… 79
- アルツハイマー型認知症 …… 37、50

い
- イクセロン ………………………… 4
- 遺伝 ……………………………… 18
- インフォームド・コンセント …… 46

う
- うつ状態 …………………………… 37
- 運動失調 …………………………… 77
- 運動性言語中枢 …………………… 4
- 運動性失語 …………………… 54、72

え
- SPECT …………………………… 38
- NPH ……………………………… 78
- エピソード記憶の障害 ……… 13、60
- FAST ……………………………… 29
- MRI ……………………………… 38
- MCI ……………………………… 16
- 塩酸リルマザホン ……………… 114

お
- オランザピン …………………… 113
- 音楽療法 ………………………… 120

か
- 介護ストレス ……………………… 90
- 回想法 …………………………… 119
- 外的代償法 ……………………… 118
- 海馬 ………………………………… 5
- 灰白質 ……………………………… 4
- 仮性認知症 ………………………… 37
- 家族 ……………………………… 84
- 家族支援 ………………………… 84
- 家族支援の留意点 ……………… 91
- 家族性アルツハイマー型認知症 …… 18
- ガランタミン臭化水素酸塩 ………… 4
- 感覚性言語中枢 …………………… 4
- 感覚性失語 …………………… 54、72
- 感情失禁 …………………………… 24

き
- 記憶障害 ……………………… 34、60
- 危険因子 ………………………… 128
- 器質性病変 ……………………… 15
- 機能局在 ………………………… 55
- 記銘障害 ………………………… 34
- 拒食 ……………………………… 98
- 拒否 ……………………………… 98
- 筋強剛 ………………… 56、74、77

く
- グラマリール …………………… 111
- クロイツフェルト・ヤコブ病 …… 77

け
- 芸術療法 ………………………… 123
- 軽度認知障害 …………………… 16
- 血管性認知症 ………………… 37、71
- 原因疾患 ………………………… 37
- 幻視 ……………………………… 73
- 見当識訓練 ……………………… 118
- 見当識障害 …………………… 25、55

こ
- 攻撃的行為 ……………………… 96
- 高次脳機能障害 ………………… 27
- 行動・心理症状 ………… 53、58、63
- 後頭葉 ……………………………… 4
- 興奮 ……………………………… 96
- 誤嚥性肺炎 ……………………… 56
- 国際回想法会議 ………………… 120
- 告知 ……………………………… 46

さ
- 作業活動療法 …………………… 122
- 作話 ……………………………… 24

137

索引 INDEX

し
- CJD ……… 77
- CDR ……… 29
- ジェイゾロフト ……… 113
- 磁気共鳴画像診断 ……… 38
- 視空間認知障害 ……… 28
- 軸索 ……… 3
- 失外套症候群 ……… 56
- 失見当 ……… 14、25、35、55
- 失語 ……… 27、35、54、61
- 失行 ……… 27、35、61
- 実行機能障害 ……… 35、54
- 失語症 ……… 6
- 失書 ……… 61
- 失認 ……… 27、35
- シナプス ……… 3、51
- ジプレキサ ……… 113
- 若年性認知症 ……… 51、81
- 若年性認知症コールセンター ……… 82
- 終末期ケア ……… 56
- 樹状突起 ……… 3
- 受容体 ……… 3
- 常同行動 ……… 76
- 常同的周遊 ……… 76
- 小脳 ……… 3
- 神経細胞 ……… 3
- 神経伝達物質 ……… 3
- 身体疾患による原因の診断 ……… 38

す
- 錐体外路症状 ……… 111
- スルピリド ……… 112、113

せ
- 生活習慣病 ……… 129
- 生活障害 ……… 35
- 正常圧水頭症 ……… 78
- 精神検査 ……… 20、23
- 性的な行動 ……… 96
- 是認療法 ……… 121
- セルトラリン ……… 113
- セレネース ……… 114
- 前頭側頭型認知症 ……… 75
- 前頭葉 ……… 4
- せん妄 ……… 36、97

そ
- 側頭葉 ……… 4

た
- 滞続言語 ……… 76
- 大脳 ……… 3
- たそがれ症候群 ……… 95
- 多発梗塞性認知症 ……… 71
- 単一光子放射断層撮影 ……… 38
- 短期記憶障害 ……… 25、34

ち
- チアプリド塩酸塩 ……… 111
- 着衣失行 ……… 61
- 中核症状 ……… 53、58
- …の特徴 ……… 60
- 抽象思考の障害 ……… 35
- 長期記憶障害 ……… 25、34

て
- DLB ……… 73
- 伝播性認知症 ……… 77

と
- 頭頂葉 ……… 4
- 頭部ＣＴ ……… 38
- ドグマチール ……… 112、113
- ドネペジル塩酸塩 ……… 4、51、108

な
- 内的代償法 ……… 118
- なじみの環境 ……… 92

に
- 認知機能 ……… 11
- 認知症 ……… 10、11
- …の重症度 ……… 29
- …の症状 ……… 58
- …の診断 ……… 34
- …の特徴 ……… 13
- 認知障害 ……… 35、78
- 認知症サポーター ……… 101
- 認知症地域支援体制構築等推進事業 ……… 104
- 認知症の人と家族の会 ……… 90
- 認知症の人の内的体験 ……… 68

認知的予備力 …………………… 132
認知リハビリテーション …………… 117

ね
熱性せん妄 ……………………………… 36

の
脳幹 …………………………………… 3
脳虚血評価点数表 ……………………… 73

は
パーキンソン症状 ……………………… 73
パーソンセンタード・ケア …………… 123
徘徊 …………………………………… 95
排尿障害 ………………………………… 78
パキシル ……………………………… 113
白質 …………………………………… 4
長谷川式認知症スケール ……………… 39
バリデーション ……………………… 121
パロキセチン ………………………… 113
ハロペリドール ……………………… 114
判断の障害 ……………………………… 35

ひ
BPSD …………………………………… 53
非言語的な情報伝達 …………………… 21
ピック病 ………………………………… 75
非薬物療法 …………………………… 116
ビンスワンガー病 ……………………… 72

ふ
ブロチゾラム ………………………… 114

へ
ベンゾジアゼピン系抗不安薬 ………… 114
片麻痺 …………………………………… 72

ほ
歩行障害 ………………………………… 78
保続症 …………………………………… 24
ポピュレーション・アプローチ ……… 134

ま
町づくり ……………………………… 101
慢性硬膜下血腫 ………………………… 79

め
メタボリック症候群 ………………… 126
メマリー ……………………………… 4
メマンチン塩酸塩 ……………………… 4
面接 …………………………………… 20

も
もの盗られ妄想 …………………… 53、94
もの忘れ ……………………………… 13

や
夜間せん妄 ………………………… 36、97
薬物療法 ……………………………… 106

よ
抑肝散 ………………………………… 113
予防 ………………………………… 126、129

ら
ライフレビュー ……………………… 119

り
リアリティオリエンテーション ……… 118
罹患率 ………………………………… 13
リスパダール …………………… 112、114
リスペリドン …………………… 112、114
リスミー ……………………………… 114
リバスタッチ ………………………… 4
リバスチグミン ……………………… 4
良性健忘 ……………………………… 16

れ
レビー小体型認知症 ……………… 37、73
レミニール …………………………… 4
レミニッセンス ……………………… 119
レンドルミン ………………………… 114

ろ
ロラゼパム …………………………… 114
ロラメット …………………………… 114
ロルメタゼパム ……………………… 114

わ
ワイパックス ………………………… 114

本書は、介護専門職の総合情報誌『おはよう21』二〇〇九年十月号から二〇一〇年九月号まで連載された「なぜ?どうして?がわかる認知症の医学知識」をもとに加筆・再構成しました。

著者紹介

長谷川和夫（はせがわ　かずお）

認知症介護研究・研修東京センター名誉センター長、聖マリアンナ医科大学名誉教授。専門は老年精神医学・認知症。
1929年愛知県に生まれる。1953年東京慈恵会医科大学卒業、1969年同大学助教授。1973年聖マリアンナ医科大学教授。同学長、同名誉教授、同理事長を経て、2005年高齢者痴呆介護研究・研修東京センター（当時）センター長、2009年より現職。2005年、瑞宝中綬章を受章。著書に『認知症の知りたいことガイドブック——最新医療＆やさしい介護のコツ』『認知症ケアの心——ぬくもりの絆を創る』（以上、中央法規出版）、『名医に学ぶ認知症診療のこれまでとこれから』（永井書店）、『認知症——家族はどうしたらよいか』（池田書店）など多数。

基礎から学ぶ介護シリーズ

わかりやすい 認知症の医学知識

2011年3月20日　初　版　発　行
2016年9月1日　初版第5刷発行

著　者　長谷川和夫
発行者　荘村明彦
発行所　中央法規出版株式会社
　　　　〒110-0016　東京都台東区台東3-29-1　中央法規ビル
　　　　＜営　　業＞TEL03-3834-5817　FAX03-3837-8037
　　　　＜書店窓口＞TEL03-3834-5815　FAX03-3837-8035
　　　　＜編　　集＞TEL03-3834-5812　FAX03-3837-8032
　　　　http://www.chuohoki.co.jp/
　　　　E-mail　reader@chuohoki.co.jp

本文フォーマット　田中章子
イラスト　　　　　ミウラナオコ（表紙カバー）／手塚文子（本文）
装丁　　　　　　　松田行正＋山田知子（株式会社マツダオフィス）
印刷・製本　　　　サンメッセ株式会社

ISBN978-4-8058-3302-5

本書のコピー、スキャン、デジタル化等の無断複製は、著作権法上での例外を除き禁じられています。また、本書を代行業者等の第三者に依頼してコピー、スキャン、デジタル化することは、たとえ個人や家庭内での利用であっても著作権法違反です。

落丁本、乱丁本はお取り替えいたします。定価はカバーに表示してあります。

基礎から学ぶ介護シリーズ

座位が変われば暮らしが変わる

大渕哲也＝著

定価：本体1,600円（税別）
ISBN：978-4-8058-2734-5

　近年、高齢者の「座らせきり」という問題が浮上しているが、不適切な姿勢での座らせきりは、廃用症候群を招く。本書は、適切な姿勢とは何かを考え、その座位を継続させる技術を解説。車いすやベッド、リビングなど、生活場面における高齢者個々に合った座位を提案する。

自立を促す 排泄ケア・排泄用具活用術

浜田きよ子＝編著

定価：本体2,000円（税別）
ISBN：978-4-8058-3300-1

　おむつやパッドなどの排泄用具は、正しい知識と使い方を習得すれば、高齢者の自立支援の大きな武器となる。本書は排泄のメカニズム、排泄用具の選び方・使い方、アセスメントなど自立支援の視点で排泄ケアを解説する。家庭介護者にも実用性のある排泄用具マニュアル。

リハビリ介護入門 自立に向けた介護技術と環境整備

野尻晋一・大久保智明＝著

定価：本体1,600円（税別）
ISBN：978-4-8058-2733-8

　介護は、「してあげる介護」ではなく「できないところをサポートする介護」に変わりつつある。本書は、リハビリテーションの視点で様々な介護技術を解説。高齢者の「見守り」「福祉用具の活用」「部分的な介助」という3つの段階に応じた自立支援を提案する。

ステップアップのための排泄ケア

西村かおる＝著

定価：本体1,800円（税別）
ISBN：978-4-8058-2722-2

　排泄ケアは「ケアの基本」であり、失禁を克服することは、「クオリティ・オブ・ライフ」実現のための第一歩となる。排泄ケアに携わる人にとって必要な知識と具体的なケアの方法をわかりやすく解説する。

Q＆Aで学ぶ 高齢者の性とその対応

荒木乳根子＝著

定価：本体1,600円（税別）
ISBN：978-4-8058-2732-1

　介護現場では、高齢者の性に関するさまざまな出来事が起こり、介護職が対応に苦慮するケースもある。しかし正しい知識があれば、その言動の背景を理解でき、対応方法も見えてくるはず。本書では、Q＆A形式で高齢者の性を学び、人権にも配慮したかかわり方、支え方を考える。

事例で学ぶ 新しい認知症介護

小野寺敦志＝編著

定価：本体1,600円（税別）
ISBN：978-4-8058-2731-4

　認知症の人の行動・心理症状などによる様々な介護上の課題をどのように解決したらよいのか？　本書は、課題分析から問題解決の過程を学ぶための指南書。事例を通して課題の捉え方を理解することで、より実践的な介護を学ぶことができる。事例検討のテキストにも最適。

改訂 介護に使える ワンポイント医学知識

白井孝子＝著

定価：本体2,000円（税別）
ISBN：978-4-8058-3303-2

　今後介護職が、より医療依存度の高い高齢者にサービスを提供することが予想される。そこで、人間の身体の仕組み、医療行為でない行為を行う際のポイント等、介護の基本として最低限知っておきたい医学知識をまとめ、改訂で新たに「たんの吸引」「経管栄養の管理」について加筆した。

これであなたも車いす介助のプロに!

木之瀬隆＝編著

定価：本体1,600円（税別）
ISBN：978-4-8058-2729-1

　多くの介護現場で利用されている車いすだが、簡単な操作法程度の知識で扱われているのが実態である。シーティングの基本や事故防止の方策などの知識があれば、車いすは利用者の生活を豊かにする福祉機器となる。本書は車いすの介助に必要な基本的な知識を伝授する。

一人ひとりが輝く
レクリエーション・プログラム

妹尾弘幸＝著

定価：本体1,600円（税別）
ISBN：978-4-8058-2728-4

　個別ケア時代の中で、レクリエーションのあり方も大きく変化してきた。自立支援、生活支援のため、目的をもったプログラムの立案・提供が必要とされる。そこで本書では、レクの考え方から、目的に応じたプログラムの立案・提供の流れを解説する。

介護者のための腰痛予防教室

西山悦子＝著

定価：本体1,600円（税別）
ISBN：978-4-8058-2727-7

　○×で腰痛を防ぐ動作を写真で対比。腰痛に対処するための基礎知識、腰痛の原因、職場および日常生活での予防対策、腰痛になったときの応急手当、腰痛体操を紹介。本書を読めば、日常生活でのちょっとした配慮、正しい介護技術で腰痛が予防できることがよくわかる。

摂食・嚥下を滑らかに
介護の中でできる口腔ケアからの対応

冨田かをり＝著

定価：本体1,600円（税別）
ISBN：978-4-8058-2726-0

　本書は、口腔ケア加算が導入された時代における施設介護職員が、その実施のために身につけておいて欲しい知識・技術を分かりやすく解説・明示したものである。口腔ケアは、介護現場においてはとかく二の次扱いされやすいが、疾病予防・感染管理などの面でも大きな意義がある。

利用者とうまくかかわる
コミュニケーションの基本

諏訪茂樹＝編著、大谷佳子＝著

定価：本体1,600円（税別）
ISBN：978-4-8058-2725-3

　利用者が満足するスタッフの態度や言葉遣いが、どんなものか知っていますか？　挨拶からティーチング・コーチングまで、利用者との円滑なコミュニケーションに必要な30項目のコミュニケーション・マインドとテクニック＆スキルをやさしく解説。具体的なトレーニング方法も多数掲載。

すぐに役立つ
事例のまとめ方と発表のポイント

佐藤眞一＝編

定価：本体1,600円（税別）
ISBN：978-4-8058-2724-6

　施設・事業所内での事例検討や各種大会・学会など、近年増加している介護職による事例・研究発表を、より実りあるものにするために、その意義や目的、まとめ方などのひと工夫が満載。これを読めば、発表も怖くない！

食事ケアことはじめ
高齢者への食事介助入門

藤本眞美子＝編

定価：本体1,600円（税別）
ISBN：978-4-8058-2723-9

　本書は食事ケアの基本である「食事介助」「口腔ケア」「栄養ケア・マネジメント」の基礎を1冊にまとめた入門書。施設で、在宅で、さらには家庭で介助される方、ここから食事ケアを始めてみよう。

認知症介護の基本

長嶋紀一＝編

定価：本体1,600円（税別）
ISBN：978-4-8058-2721-5

　厚生労働省の「2015年の高齢者介護」で謳われたように、これからの介護は認知症の介護がベースとなる。認知症の介護はスタッフの教育方法がまだ確定してはいないが、介護現場でこれだけは理解しておいて欲しいという基本を整理した。研修教材として最適。

介護者が知っておきたい
薬のはたらきとつかいかた

藤澤節子＝著

定価：本体1,600円（税別）
ISBN：978-4-8058-3301-8

　普段身近に接していながら、何となく苦手意識のある「くすり」。本書は、高齢者介護に携わる介護職が、自ら担当する利用者が服用する薬の効用・副作用を理解することで、適切なケアにつなげていくための指南書としての役割を担う。介護職が行うことのできる「医行為ではない行為」の服薬介助についても丁寧に解説。